肠活
生活

結局、腸が9割

消化系统专业医师

[日] 川本彻◎著　　郭勇◎译

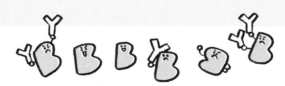

湖南科学技术出版社　　博集天卷
CS-BOOKY

KEKKYOKU, CHO GA 9WARI MEII GA OSHIERU "CHO" SAIKYO NO KENKO HO

by Toru Kawamoto

Copyright © Toru Kawamoto, 2022

All rights reserved.

Original Japanese edition published by ASCOM INC.

This Simplified Chinese language edition is published by arrangement with
ASCOM INC., Tokyo in care of Tuttle–Mori Agency, Inc., Tokyo
through Pace Agency Ltd., Jiangsu Province.

著作权合同登记号：图字 18-2024-009

图书在版编目（CIP）数据

肠活生活 /（日）川本彻著；郭勇译. -- 长沙：
湖南科学技术出版社，2024.3
ISBN 978-7-5710-2689-9

Ⅰ．①肠… Ⅱ．①川… ②郭… Ⅲ．①肠—保健—基本知识 Ⅳ．①R574

中国国家版本馆CIP数据核字（2024）第025626号

上架建议：畅销·健康生活

CHANGHUO SHENGHUO
肠活生活

著　　者：[日]川本彻
译　　者：郭　勇
出 版 人：潘晓山
责任编辑：刘　竞
监　　制：邢越超
策划编辑：李彩萍
特约编辑：王玉晴
版权支持：金　哲
营销支持：李美怡
封面设计：利　锐
版式设计：李　洁
内文排版：百朗文化
出　　版：湖南科学技术出版社
　　　　　（湖南省长沙市芙蓉中路 416 号　邮编：410008）
网　　址：www.hnstp.com
印　　刷：三河市中晟雅豪印务有限公司
经　　销：新华书店
开　　本：875 mm × 1230 mm　1/32
字　　数：156 千字
印　　张：8
版　　次：2024 年 3 月第 1 版
印　　次：2024 年 3 月第 1 次印刷
书　　号：ISBN 978-7-5710-2689-9
定　　价：56.00 元

若有质量问题，请致电质量监督电话：010-59096394
团购电话：010-59320018

在所有保健方法中，
您最推荐哪一种？

调整肠道健康，
绝对是不二之选！

我如此重视肠道健康的理由
是什么呢?

因为肠道是决定我们
身体是否健康的关键。

为什么这么说?

因为一方面,肠道是阻止病毒、细菌等对身
体有害的物质进入身体的防线。
如果这道防线出现了裂痕,
那么对身体有害的物质就会进入血液,并随
着血液被输送到全身。

病毒、细菌

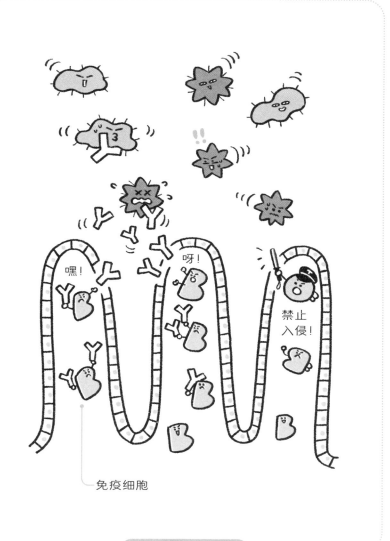

肠道内部的状况

另一方面，
肠道还会吸收、制造对身体有益的物质，
并借由血液循环将它们输送至全身。

下面，我们来做一组知识问答。

问题：

肠道制造的对身体有益的
物质，到底是什么？

请在以下 3 个选项中进行选择：

1

保持身体健康不可或缺的维生素。

2

消灭病毒、细菌的免疫抗体。

3

让人心情舒畅的激素。

随着医学的进步，最近医学家发现，我们的肠道具有多种重要作用。

换句话说，如果我们的肠道无法顺利工作的话，吃进去的营养物质就无法被有效地吸收和利用。

实际上
1、2、3
都是正确答案

不仅如此，还可能导致对身体有害的物质被吸收，并且无法制造出对身体有益的物质。

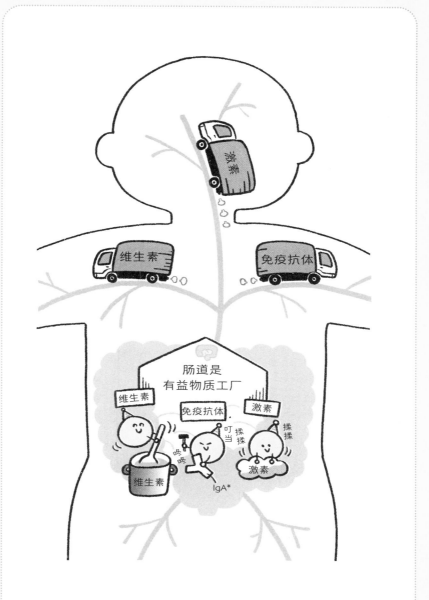

*IgA：一般指免疫球蛋白 A。

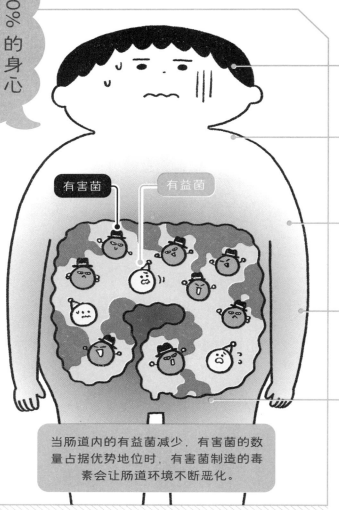

90%的身心健康问题都和肠道有关。

这样说也毫不夸张。

有害菌

有益菌

当肠道内的有益菌减少，有害菌的数量占据优势地位时，有害菌制造的毒素会让肠道环境不断恶化。

抑郁症、痴呆

感染、过敏症

肥胖、糖尿病、高血压、动脉硬化

皮肤粗糙、体臭、失眠、水肿、慢性疲劳

便秘、腹泻、小肠炎、大肠炎、溃疡性大肠炎、胰腺炎、大肠癌、肝癌

因肠道问题而引发的疾病、症状，还有很多很多！

您知道自己的肠道现在处于什么状态吗?
大部分朋友可能会说:
"我又看不见自己肠道里的情况,我怎么知道
它是什么状态!"

别着急,下面我为您准备了一系列简单的检查
方法。通过这些方法您可以检查自己的肠道
是处于健康的状态,还是虚弱的状态。

您的肠道运转正常吗?

肠道的状态受每日饮食和生活习惯的影响,处于一种动态变化中。
请您在下面的 24 个检查项目中选择符合的项目。

饮食

- ☐ 基本上不吃蔬菜
- ☐ 喜欢吃肉,并且经常吃
- ☐ 经常不吃早饭
- ☐ 吃饭时间不规律
- ☐ 吃饭速度很快
- ☐ 经常吃到撑
- ☐ 喜欢喝酒,经常喝而且喝很多
- ☐ 每周有一半以上时间在外面就餐

生活习惯

- ☐ 早晨起床时,没有空腹感
- ☐ 每日运动时间不足 30 分钟
- ☐ 总感觉有干不完的工作或家务事
- ☐ 精神压力大,容易感到焦虑
- ☐ 缺乏积极性,容易情绪低落
- ☐ 没时间泡澡,草草冲个淋浴了事
- ☐ 皮肤粗糙、爱长痘痘,且久治不愈
- ☐ 睡眠质量不高

排便状态

- ☐ 不能每天排大便
- ☐ 时常闹肚子,稀便多
- ☐ 排大便后没有爽快感
- ☐ 不使劲排不出大便
- ☐ 大便很硬,很快沉入水底
- ☐ 大便颜色发暗(深褐色或黑色)
- ☐ 大便或屁的气味很臭
- ☐ 经常感觉腹胀

结果在下一页

0~5 项
肠道健康

肠道比较健康，蠕动也比较顺畅。如果您哪一天感觉肚子和平时不太一样，可以按照"饮食"和"生活习惯"中的检查项目对照检查，发现问题尽快改善即可。

6~15 项
肠道显出疲态

肠道显出疲态，蠕动不积极。如果个人状态有较多符合"排便状态"中的项目，就需要尽快采取应对措施了。没有运动习惯的朋友，可以按照本书第174页的肠道活力保健操进行锻炼。

16 项以上
肠道已处于停滞状态

肠道已经处于很虚弱的状态，几乎无法正常蠕动。肠道内很可能已经积累了大量有害菌，破坏了肠道环境。您必须马上从"饮食"和"生活习惯"两方面进行调理。

那么，究竟该如何打造一个健康的肠道呢？

有朋友可能会说：

"我经常吃酸奶，肠道应该很健康。"
"我每天早晨都吃纳豆拌饭。"

但实际上，酸奶、纳豆等所谓的健康食物，并没有您想象中那么大的作用。

为什么这么说?

酸奶中绝大多数的益生菌都会在胃中被胃酸杀死。
纳豆中的益生菌虽说可以活着抵达肠道，但它们能够在肠道中发挥好作用吗?

非常遗憾，它们不能。

酸奶或纳豆中的益生菌在进入人体 1~2 天之后，就会随粪便被排出体外。*

* 不过，这些益生菌的尸体会成为肠道原有有益菌的食物，因此也不是完全没有意义。

保持肠道健康有两个重点，一是摄入充足的膳食纤维，二是……

这第二点尤为重要，可是很少有人注意到。二是，让肠道充分动起来。

如今的社会生活，给人们造成了很多精神压力。同时，随着饮食习惯的欧美化，日本人的肠道蠕动能力比以前差了很多。

肠道充分蠕动起来，肠黏膜才能分泌足够的黏蛋白（mucin），使有益菌增殖，肠道环境才能得到改善。

现在日本流行的肠道保健方法中，都忽视了非常重要的一点——锻炼肠道蠕动能力。

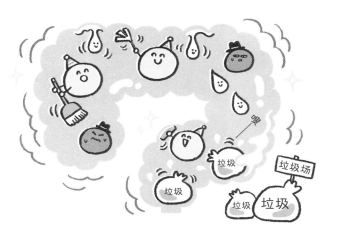

作为一名消化系统的专业医生，
我将为大家介绍两种提高肠道蠕动能力的方法。

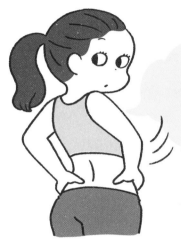

运动
肠道活力保健操

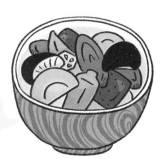

饮食
肠道清洁汤

我将在本书的后半部分介绍上述两种提高肠道蠕
动能力的方法，大家一定要看到最后。

大便性状检查 ☑

良好的大便性状与危险的大便性状

可以说，大便的性状是身体发给我们的重要信号。大便的性状可以如实反映我们肠道内的状况。一提到大便的性状，肯定会有朋友连连摇头说："我可不想蹲下来研究自己的大便！"但是，为了我们自己的健康，我建议大家还是努力打消心中的偏见，耐心地观察自己大便的形状、颜色、气味等各种性状。

一般来说，大便的颜色呈鲜艳的茶色、土黄色，形状像香蕉一样，就是很好的状态。而且，如果肠道比较健康的话，大便的气味也不会很浓。

目前，国际医学界对大便性状的判断方法，比较认可布里斯托大便分类法（Bristol Stool Scale）。大家可以参照布里斯托大便分类法检查自己的大便，不仅可以了解肠道健康状况，还可以发现某些疾病的征兆。

布里斯托大便分类法

非常慢 （约100小时）	1	颗粒状大便	形状像兔子的大便一样，呈坚硬的小颗粒状。颜色呈深茶色。
	2	坚硬的大便	很多颗粒状大便粘连在一起，形成一截一截的较短的大便。颜色呈浓茶色。
	3	稍硬的大便	水分较少，表面有龟裂的条状大便。颜色呈茶色。
通过消化道的时间	4	普通大便	软硬度适中的香蕉形大便。颜色呈鲜艳的茶色、土黄色。
	5	稍软的大便	非常软，只有一半呈固体状的大便。颜色呈鲜艳的茶色、土黄色。
	6	泥状大便	像稀泥一样，不成形的大便。颜色呈土黄色。
非常快 （约10小时）	7	水样大便	不含固体的稀薄大便。颜色呈浅土黄色。

3~5类型的大便状态是比较理想的状态，排便时也不会给肛门造成负担。其他类型的大便，则需要通过调整饮食、增加运动、提高睡眠的质量和时长等方法来调整肠道状态，争取达到理想的大便状态。

肠道蠕动检查

确认自己的肠道当前的蠕动情况

如果您想了解自己的肠道运转是否顺畅，蠕动是否正常，可以按照如下方法进行检查。

您可以吃一些含有乌贼墨汁的意大利面，然后观察自己在多长时间之后排出黑色的大便。乌贼墨汁中的黑色素无法被我们的身体吸收，会随大便排出体外，让大便呈现黑色。利用这种方法可以检查吃进去的食物在身体里经过多长时间排出体外，也可以借此确认肠道的蠕动状况。

本书的编辑人员都尝试了这种方法，平时排便比较正常的 M 先生在 22～36 小时后排出了黑色大便，平时便秘的 Y 女士在 59～89 小时后排出了黑色大便。

很多人都是隔了几天才排出黑色大便，因此如果您尝试这种方法后，第二天没有排出黑色大便也不用紧张，这属于正常情况。但如果隔了 3～4 天才排出黑色大便的话，那就说明您的肠道蠕动能力比较弱，肠道内的环境也不太健康，需要想办法进行改善。

前言

　　大家好！我是港芝诊所的院长川本彻。

　　近些年来，"肠活（调整肠道活力的简称）"这个词在大众保健的世界里普及开来，相信很多朋友也都有意识地通过改善饮食来调整自己的肠道活力。在重视肠道活力的过程中，肠道环境、有益菌、有害菌等词语也频繁出现在我们的视野中。

　　正如大家实践的那样，重视饮食的合理搭配、增加肠道内有益菌的数量，是"肠活"的要点之一。但是，要想让肠道保持健康运转，只注重食物搭配是远远不够的。

想要拥有健康的肠道，单靠大量的有益菌是无法实现的，还需要让肠道保持足够的蠕动能力。

您可能会有所怀疑：肠道蠕动是我自己能控制的吗？其实在一定程度上，我们真的可以控制自己肠道的蠕动。因为肠道蠕动与自主神经的活动有着深刻联系。

通过运动、按摩等物理方式可以避免自主神经紊乱，促进肠道蠕动，这才是真正有效的"肠活"。

我作为一名消化外科、消化内科和肛肠外科领域的医生，对于消化系统的问题，会从外科、内科两个角度进行诊察，并以此为基础分析病因，给出治疗对策。

在多年的诊疗实践中，我通过与无数患者的接触，深切地感受到肠道与人体健康的关系实在太密切了！

我想，大多数朋友都有过亲身的体验，当自己的肠道状态不佳时，很容易出现便秘、腹泻等问题。

但您可能不知道，肠道活力不佳或肠道菌群异常，还可能引发水肿、皮肤粗糙和花粉症等过敏症，甚至导致动脉硬化、糖尿病等严重的慢性疾病。近年来，医学家还发现，抑郁症、痴呆、大肠癌等疾病也与肠道菌群存在密切关联。

不仅便秘、腹泻之类的排便问题与肠道健康状况直接相关，就连过敏症、精神问题等慢性疾病都与肠道状况息息相关。随着医学的进一步发展，我们知道，肠道不单单决定我们肚子的健康，还和大脑、心理，乃至整个身体都存在密不可分的关系。

换句话说，我们90%的身心健康，都掌握在肠道手中。

从这个角度来看，为了健康地生活下去，"肠活"是我们能做的保健方法中最有意义的一种。

当前，即使是已经在开始调整肠道健康的朋友中，也很少有人理解肠道与全身心健康的关系，对于肠道的重视也远远比不上其他器官，这是今后需要改进的观念。

我希望更多的朋友意识到"不仅要健康饮食，还要增强肠道蠕动能力"的重要性。如今，大家的寿命越来越长，但我希望大家不仅仅是寿命增长，还能以健康的状态活得更久，这才是值得讴歌的人生！为此，我希望这本书能帮到您。

目 录
Contents

 I

如果把您肠道内的菌群清除，
结果会怎样？

肠道菌群的状态决定是否生病 / 002

肠道菌群排出的物质对我们的身体很重要 / 004

健康的万能药——短链脂肪酸 / 008

身体健康的 90% 由有益菌掌控 / 011

肠道有害菌，"害"在哪里？皮肤粗糙、体臭，乃至癌症，都和它们有关 / 015

肠道有害菌增加，会导致肥胖、疲劳，甚至使人生病 / 020

如何摄取蛋白质，才能防止有害菌增加？ / 026

既有好的中性菌，也有坏的中性菌 / 028

基本肠道细菌一览表 / 031

要想让有益菌增殖不可忽视的事情 / 034

肠道蠕动与肠道菌群存在意想不到的关系 / 038

肠道细菌每天会替换 6700 亿个 / 043

用 1～2 个月可以改变肠道菌群平衡 / 045

尝试轻断食或 1 日 1 餐，有可能减少肠道有害菌 / 047

有益菌可以预防传说中的肠漏症？ / 049

2 肠道是抵抗病毒、细菌的 最后一道防线

70% 的人体免疫细胞集中在肠道内 / 054

肠道是抵抗病毒、细菌的最后一道防线 / 057

人体免疫力下降，患上过敏症、动脉硬化、高血压的风险就会升高 / 059

肠道有益菌制造的短链脂肪酸是免疫细胞的激活开关 / 063

守护我们身体的免疫细胞的主力成员有哪些 / 067

免疫的最强武器——IgA，肠道内最多 / 070

肠道内有很多与病毒、细菌作战的"基地" / 073

肠道蠕动变弱，人体免疫力也会随之下降 / 080

3 肠道环境改善， 人的心情也会出现积极的改变

精神稳定和减肥成功的关键都在肠道！ / 084

只要制造出大量的血清素，人的情绪就会变积极，还能抑制食欲 / 087

人称"幸福激素"的血清素，可以预防抑郁症 / 092

分泌激素的开关是肠道有益菌释放的短链脂肪酸 / 094

代谢血糖、抑制食欲的"自助瘦身激素"——GLP-1 / 099

肠道蠕动与自主神经是联动的 / 103

您知道吗？肠道是被自主神经包裹的 / 108

生活习惯中最重要的时刻是"睡前"和"起床后" / 111

让脑、自主神经和肠道协同工作非常重要 / 115

睡眠负债，会打乱肠道的运转节奏 / 119

4　如何治疗便秘、腹泻?

大家似懂非懂的吃饭、排便原理 / 124

吃进去的肉基本全部被吸收,而不会变成大便?! / 130

肠道健康不可或缺的膳食纤维,并不能变成身体的营养 / 133

对身体非常重要的营养成分,是按顺序被吸收的?! / 136

大便的成分是"膳食纤维＋肠道细菌尸体" / 139

要想早晨畅快地排便,大蠕动必不可少,如何才能引发大蠕动呢? / 142

便秘的根本原因在于交感神经处于优势地位 / 146

便秘有时会引起腰痛、头痛 / 150

紧张、精神压力大也会引起便秘,这是脑和肠道交换情报后造成的结果 / 153

对肠道蠕动能力弱的人来说,摄入不溶性膳食纤维反而会起到反作用? / 156

顺畅排便的姿势 / 159

宿便,基本没有很黏的 / 162

腹泻分为小肠腹泻和大肠腹泻两种 / 164

不管便秘还是腹泻,都推荐用暖宝宝温暖肠道 / 168

男女出现便秘、腹泻的比例不同,是因为自主神经的工作方式相反? / 170

5　促进肠道蠕动,激活有益菌! "肠道活力保健操"和"肠道清洁汤"

激活停滞的肠道蠕动!简单易行但效果绝佳的肠道活力保健操 / 174

学会扭转身体,睡觉时也能让肠道动起来 / 177

效果已经得到实践验证!仅仅是躺着也能让肠道蠕动起来 / 182

施加物理压力,促进肠道蠕动 / 185

锻炼骨盆肌肉，让排便变顺畅 / *188*

想起来就可以做的自主神经点穴按摩 / *191*

无论如何都排不出大便的时候，教您医院也在用的特效护理法 / *194*

美味又健肠！能增加有益菌，并促进肠道蠕动的食材 / *197*

给日常饮食加一道肠道清洁汤 / *199*

口感黏糊糊的食材，富含可溶性膳食纤维 / *202*

每餐加一款，健肠必备食材——可溶性膳食纤维 / *205*

助力肠道蠕动的英雄——泛酸 / *208*

发酵食品可以增加肠道内的乳酸菌、丁酸梭菌，特别推荐传统发酵食品 / *211*

以薄荷为首的香草类蔬菜，对慢性便秘患者非常友好 / *213*

维生素 A、维生素 D 让肠道黏膜恢复元气，醋可以帮助有益菌营造良好的肠道环境 / *215*

后记 / *218*

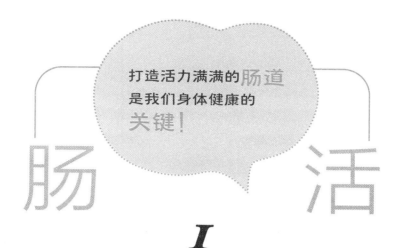

打造活力满满的肠道
是我们身体健康的
关键！

肠 活

I

如果把您肠道内的菌群清除，
结果会怎样？

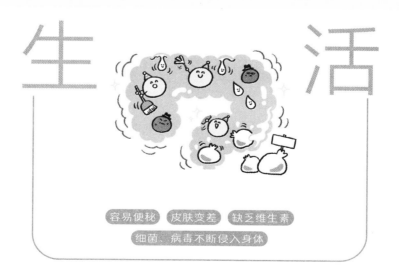

容易便秘　皮肤变差　缺乏维生素

细菌、病毒不断侵入身体

肠道菌群的状态
决定是否生病

相信大家都听说过"肠道菌群"这个词，对有益菌、有害菌，也是耳熟能详。但如果问您："有益菌具体是怎样工作的呢？""有害菌到底哪里有害？它们怎么作恶？"恐怕很多朋友都会摇头："嗯……这个……我还不太清楚。"

大家对肠道菌群的印象可能只停留在"虽然它们的具体工作原理我不清楚，但知道只要增加肠道有益菌的数量，就可以消除便秘，让身体更健康"。

近年来，随着科学技术的进步，科学家已经可以分析肠道细菌的 DNA，并详细了解到哪些细菌可以制造对身体有益的物质，哪些细菌会制造对身体有害的物质。

在为您详细介绍肠道菌群之前，我想先问您一个问题。

如果把您肠道内的菌群全部清除，您的身体会发生什么变化？请您想象一下。

被我突然这么一问，也许您一时没有头绪。

我为您列举几种可能性。

☐ 容易便秘，皮肤变差

☐ 缺乏维生素，身体出现各种不良状况

☐ 细菌、病毒不断侵入身体，容易引发感染

☐ 心情不痛快，容易出现抑郁情绪

☐ 引发大肠炎，甚至诱发癌症

可能出现的糟糕情况远远不止这些，我只列举了会最先出现的几种情况。

我想阐明的是，肠道菌群对身体的作用远远超出大家的想象。

肠道菌群排出的物质
对我们的身体很重要

　　大家可能都没想到，肠道菌群对人体健康存在如此重要的影响，其中起直接作用的是肠道菌群制造并释放出来的物质。

　　肠道细菌是微生物，也就是说它们是生物，是活的。因为它们太过微小，我们用肉眼根本看不见，所以也不容易想象它们在自己肚子里生活的场景。

　　在我们的大肠中，生活着大约1000种肠道细菌，它们的总数量能达到100万亿个，总重量在1500克左右。

每一个肠道细菌的大小只有0.3～5微米左右（1微米＝0.001毫米）。

小肠中也有少量肠道细菌，但肠道细菌主要集中在大肠内。数量如此庞大的细菌，密密麻麻地附着在大肠内壁上。

肠道内不同种类的细菌会聚集成不同的群体，这些集群被称为肠道菌群。

在肠道内，这些细菌都在干些什么呢？

细菌也是生物，所以它们和人类一样，要吃东西，也要排便。

说得专业一点，肠道细菌要把摄入的食物转化为能量，并排出代谢物，然后以分裂的方式进行增殖。如果当时的肠道环境对细菌来说非常舒适，它们会进行多次分裂。肠道细菌的代谢物，会对人体健康产生很大的影响。关于这一点，我会在后面的章节详细阐述。

我们吃下食物之后，这些食物会在胃和小肠里被消化、吸收，但不可能一点不剩。没有被消化、吸收的食物残渣进入大肠后，就成了肠道细菌的食物，其中，具有代表性的是蔬菜中无法被我们消化、吸收的膳食纤维。除此之外，胃和小肠里尚未完全消化的肉类、脂肪等，也会进入大肠。

肠道细菌分裂若干次之后就会死亡，然后随着大便被我们排出体外。

　　肠道细菌的一生是吃饭、排便、分裂增殖，然后死亡。

　　我们在无意识的情况下，在自己的肠道内"饲养"了数量庞大的细菌群。也可以说，我们和肠道菌群是共生关系。

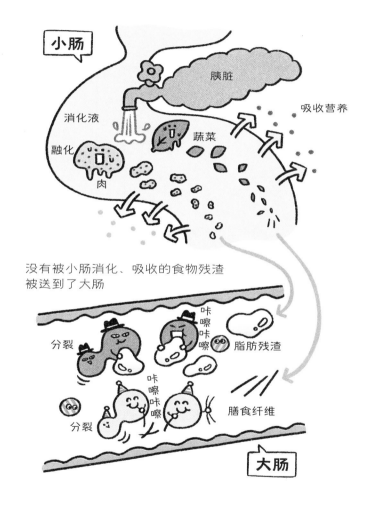

没有被小肠消化、吸收的食物残渣
被送到了大肠

肉类的残渣是有害菌爱吃的食物。膳食纤维是有益菌
爱吃的食物。

健康的万能药
——短链脂肪酸

肠道细菌会排出些什么呢？我们一起了解一下。

肠道细菌主要分为 3 种类型：有益菌、有害菌和中性菌。在理想的肠道环境中，上述 3 种细菌的比例应该是"有益菌 2：有害菌 1：中性菌 7"。

如果肠道菌群能够保持这种理想比例，那么像便秘这种问题是不会发生的。不过，消除便秘只是肠道菌群比例均衡的好处之一。近年来，肠道菌群之所以备受关注，是因为它们还会对人体健康产生各种各样的影响。

有益菌的数量增加的话，会给我们带来以下多种好处：

☐ 改善便秘、腹泻等肠胃问题

☐ 改善皮肤状况

☐ 制造身体必需的维生素

☐ 激活肠道内的免疫细胞，提高人体免疫力

☐ 预防有害物质从肠黏膜侵入人体

☐ 预防肠道炎症

☐ 促进以"幸福激素"为首的各种激素的分泌

☐ 预防肥胖

☐ 预防癌症

为什么有益菌能拥有如此强大的力量呢？

肠道中有益菌的典型代表有双歧杆菌、乳酸菌、丁酸梭菌等，这些细菌中只有很少一部分存在于小肠内，其余绝大部分存在于大肠内。

上述有益菌的食物是蔬菜、水果所含的可溶性膳食纤维。它们吃掉可溶性膳食纤维，随后将代谢物排出。以上述有益菌为首的一些肠道细菌排出的代谢物，对我们的身体有各种各样的好处。

这种有益的代谢物叫作短链脂肪酸。

短链脂肪酸不仅对肠道有益，对全身的健康都有良性影响。从这个角度来说，短链脂肪酸简直就是让身体保持健康状态的万能药。

从短链脂肪酸的名字我们也能看出来，它是一种酸。如果肠道内有很多短链脂肪酸，就可以制造出一个弱酸性的肠道环境（不会出现强酸性的状况）。

有害菌讨厌酸性环境。因此，短链脂肪酸很多的话，它们制造的弱酸性环境使有害菌难以增殖。另外，短链脂肪酸不仅能够抑制有害菌的增殖，还可以抑制有害菌释放的酶产生的不良作用。

身体健康的 90%
由有益菌掌控

短链脂肪酸抑制有害菌增殖后，会给我们的身体带来哪些保健效果呢？

首先，短链脂肪酸能够激发肠道活力，增强消化、吸收功能。

不仅如此，肠道保持健康状态的话，血清素（5- 羟色胺）等"幸福激素"的合成、分泌也会顺利进行，从而使人的精神状态保持稳定（关于激素的作用，将在第 3 章详细讲解）。

另外，肠道环境健康，能预防食物中毒和细菌引起的感染，更重要的是，还能抑制诱发癌症的毒素的生成。

其次，短链脂肪酸能够保持肠道内免疫细胞的活性，维持人体正常的免疫功能。所以，如果肠道内的有益菌数量不够的话，就容易引发花粉症等过敏性疾病。

最后，短链脂肪酸还有一个备受关注的作用，就是可以阻碍脂肪细胞吸收、储存脂肪。从另一个角度看，这促进了脂肪的燃烧，提高了脂肪的代谢，使人体不容易变胖。

可以释放短链脂肪酸的肠道细菌有双歧杆菌、丁酸梭菌，以及拟杆菌属的一些细菌，因此，它们被亲切地称为"减肥细菌"。

在我们的肠道里，除了以上能够防止肥胖的"减肥细菌"，还有能够让脂肪堆积的"肥胖细菌"。也就是说，肠道内"减肥细菌"多的人，即使平时吃得多，也不容易发胖；而肠道内"肥胖细菌"多的人，即使每顿饭吃得很少，也容易发胖。所以，很多朋友减肥屡屡失败，也许并不是意志力不够坚强的结果，很可能肠道菌群在作怪。

短链脂肪酸除了可以抑制脂肪的吸收，还能促进一种名为 GLP-1* 的激素（详情见第 3 章）的分泌，从而促进葡萄

＊ GLP-1：胰高血糖素样肽 -1。

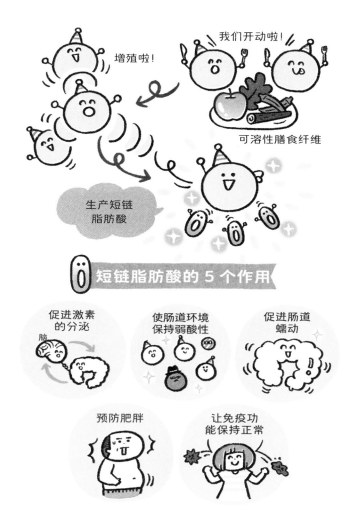

短链脂肪酸对维持人体健康发挥着重要作用

糖的代谢。所以从这个意义上说，短链脂肪酸还具有预防糖尿病等生活习惯病的作用。

另外，短链脂肪酸还能减少血清中胆固醇的含量，而胆固醇高是造成动脉硬化的重要原因。

由此可见，短链脂肪酸对健康的好处真是太多了。不过，肠道内的有益菌并不只是能生产短链脂肪酸哟，它们还能制造维生素 B_1、维生素 B_2、烟酸（维生素 B_3）、泛酸（维生素 B_5）、维生素 B_6、生物素（维生素 B_7）、叶酸（维生素 B_9）和维生素 B_{12} 等 8 种 B 族维生素以及维生素 K。大家都知道维生素是人体必不可少的营养素，但可能很少有人了解，肠道有益菌竟然和维生素还存在如此密切的关系。

肠道有害菌，"害"在哪里？
皮肤粗糙、体臭，乃至癌症，
都和它们有关

我们再来看看肠道有害菌，说它们有害，到底"害"在哪里呢？您知道它们对我们的身体都做了哪些坏事吗？

首先，肠道有害菌的代表是产气荚膜梭菌、肉毒梭菌，这两种有害菌都可以引起食物中毒、腹泻、呕吐等严重症状，给人体带来极大的危害。

除此之外，还有一些肠道有害菌能够释放硫化氢、吲哚等有恶臭气味的腐败气体。这些有害菌的肆虐，和我们不良的饮食习惯存在很大关系。

我们摄入的食物，基本上会在小肠中完成吸收，但如果吃的食物太多，或者吃了经过加工的食物，导致蛋白质不容易分解，那么，本应在小肠中被分解、吸收的蛋白质就会以食物残渣的形式进入大肠，成为有害菌的"饲料"。

当下流行的断糖减肥法认为，吃肉不会发胖，所以很多用这种方法减肥的朋友会摄入过多的肉类。尤其是喜欢吃香肠、培根等加工肉类食品和喜欢油炸肉类食品的朋友，一定要重视起来，这些食物中难以被小肠分解、吸收的蛋白质进入大肠后，将会导致有害菌的增殖。

进入大肠的肉类残渣中所含的蛋白质是有害菌非常喜欢的食物。有害菌吃下这些蛋白质后，就会在大肠内释放腐败气体。

这些腐败气体正是屁、大便很臭，以及产生体臭的原因。

如果您认为这些腐败气体的危害仅限于产生臭味，那就想得简单了。

没有排出体外的腐败气体，会被大肠吸收并进入血液，到达皮肤，导致皮肤粗糙。有便秘症状的朋友，每次大便之后，厕所里的气味都很"上头"，而且他们的皮肤也多多少少有些问题，这就是肠道有害菌吃了太多蛋白质造成的恶果。

很多朋友误以为屁和大便就应该很臭，其实并非如此。肠道健康的话，屁和大便不会很臭。如果您因为自己的屁或大便的气味感到难堪，说明肠道内的有害菌已经很多了。

也有朋友认为，屁和大便很臭、皮肤粗糙，都是一些无伤大雅的小问题，这种想法也有点单纯了。

肠道有害菌不仅会释放腐败气体，还会产生导致癌症的毒素。

现在的医学科研成果已经逐渐证明，肠道有害菌释放的毒素极有可能是导致大肠癌的元凶（见第 23 页）。

还有医学论文宣布，不仅肠道有害菌是导致大肠癌的元凶，就连一些中性菌也可能产生致癌物质。实际上，有些肠道细菌是戴着中性菌面具的有害菌（见第 28 页）。

一部分有害菌和一部分中性菌会产生对人体有害的物质，这些细菌数量过多的话，自然会导致肠道菌群失去平衡。

最新的研究成果表明，肠道有害菌释放的毒素过多，会导致高血压、糖尿病、动脉硬化等慢性疾病，如果我们置之不理，可能发展成威胁生命的重症。医学家已经判明，导致大肠癌的直接原因是肠道慢性炎症，而这种慢性炎症正是肠道有害菌作恶的结果。

如果您经常便秘的话，肠道内的有害菌就不能及时排出体外，久而久之在肠道内越积越多。而这些有害菌不停地释放腐败气体、制造毒素，结果进一步导致有害菌增殖，于是陷入了一种恶性循环。

　　所以，为了防止肠道有害菌的比例超过上限，同时也为了防止有害菌充满活力，我们必须想方设法地让有益菌增殖，制造出更多的短链脂肪酸。

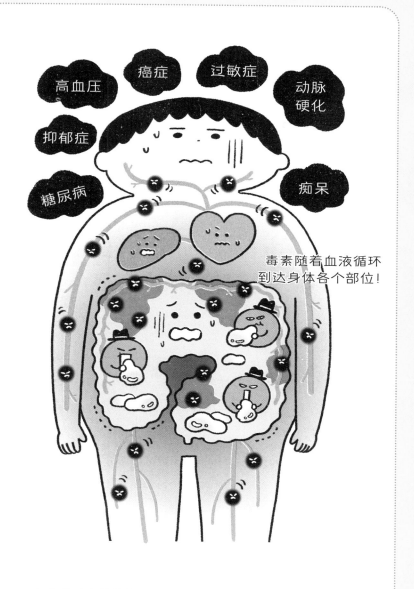

毒素随着血液循环
到达身体各个部位！

毒素通过血管被输送到全身，引发多种疾病！

肠道有害菌增加，会导致肥胖、疲劳，甚至使人生病

我们的肠道菌群一旦失去平衡，一部分有害菌和中性菌就会迅速增殖，制造并释放有害物质。那么，身体势必会出现各种健康问题。

现在已知的健康问题包括但不限于以下几种：

● 肥胖

有一些种类的肠道有害菌，在吃下食物之后，能排出制造身体脂肪的原料。这些脂肪原料到达肝脏后，会被当作脂肪储存起来。内脏脂肪过多，便会导致内脏脂肪型肥胖，甚

至造成脂肪肝。

这种类型的肠道有害菌被称为"肥胖细菌"。据说欧洲人的肠道内这种有害菌比较多，但近些年来，日本人肠道内的"肥胖细菌"也越来越多。

与皮下脂肪型肥胖相比，内脏脂肪型肥胖患者的脂肪更不容易减掉，而且很容易导致代谢异常，所以要特别警惕。另外，内脏脂肪型肥胖患者虽然腿和胳膊不怎么胖，但容易长出大肚子。最近，年轻女性中内脏脂肪型肥胖的患者数量也有增加的趋势，有此担忧的朋友应该注意一下自己的肠道环境了。

⚫ 糖尿病

我们在进食之后，身体为了将食物中的葡萄糖吸收并作为能量储存起来，胰脏会分泌一种叫作胰岛素的激素。如果胰岛素分泌量不够，或者分泌胰岛素的功能出现障碍，血糖值（血液中的葡萄糖浓度）就会升高，高到一定程度就会引发糖尿病。长期糖尿病患者的血糖值如果控制不好的话，将来出现动脉硬化、心脏病、肾病、视网膜病变等严重疾病的风险将大大增加。

医学家对 2 型糖尿病患者的肠道菌群和健康人的肠道菌群进行了比较研究，结果发现，二者肠道细菌的总数量虽然大体相当，但细菌种类的比例大不一样。糖尿病患者的肠道内，某种特定种类的有害菌数量占优势，而制造短链脂肪酸（丁酸）的特定有益菌数量很少。

● 慢性疲劳综合征

偶尔感到疲惫，或睡眠质量不高还算不上慢性疲劳综合征。慢性疲劳综合征是指正常生活都会感到困难，且出现持续性疲劳的症状。即使去医院检查，慢性疲劳综合征患者也不容易查出什么异常，但是患者感觉非常痛苦。

近年来，医学家发现肠道菌群比例失衡是导致慢性疲劳综合征的原因之一。研究结果显示，慢性疲劳综合征患者的肠道内，作为有益菌的双歧杆菌数量较少，而作为肠道内常居菌的肠球菌数量很多，念珠菌（不同于肠道细菌，念珠菌属于霉菌）的数量也在增加。如果肠道菌群比例失衡，且肠道蠕动不顺畅的话，血清素分泌量就会减少。血清素分泌量不足，人就容易感觉焦躁、疲惫，缺乏干劲，甚至有可能陷入抑郁状态。

● 肠易激综合征

因过度紧张或精神压力过大，导致自主神经失衡，而使肠道出现各种问题，比如持续性腹泻、便秘与腹泻交替出现等症状，还经常伴有腹痛、腹胀等症状。

这些症状出现的时候，因为往往难以查明原因，所以医生也难以从根本上进行治疗。但最近，医学家发现这些肠道问题和肠道菌群比例失衡导致的短链脂肪酸减少存在一定的关联。有调查数据表明，因为肠道内生成的血清素减少，从而向脑部传达信号的机制发生异常，所以人的精神压力就会增加，结果导致肠道出现各种不适症状。

● 溃疡性大肠炎

大肠黏膜发生炎症，出现溃疡或糜烂的症状，直观的结果就是出现腹泻或便血。至于溃疡性大肠炎的成因，目前还没有完全明确，但医学家已经发现，肠道内特定细菌的减少可能是诱发原因。这种特定肠道细菌的减少，能破坏人体正常的免疫系统，从而引发溃疡性大肠炎。

以前，医生通常认为溃疡性大肠炎是由精神压力过大引起的。精神压力过大会扰乱人的自主神经，确实会对肠道造成影响。但是，肠道蠕动受阻，肠道菌群比例失衡，这种情况也有可能引起溃疡性大肠炎。

● 大肠癌

前面讲过，肠道有害菌不仅会放出腐败气体，还能生产毒素。这些毒素直接作用于大肠黏膜，引发炎症。如果大肠黏膜被反复感染，就会形成慢性炎症，结果导致大肠癌。近年来，医学家开始思考，人体中任何部位的癌症，都有可能是慢性炎症引起的。

还有论文称，诱发大肠癌的不仅有肠道有害菌，中性菌中的脆弱拟杆菌（*Bacteroides fragilis*）也是元凶之一。通过外科手术切除大肠肿瘤之后，用药物消除脆弱拟杆菌可以加快患者的术后恢复。也就是说，虽说脆弱拟杆菌是中性菌，但我觉得把它归为有害菌可能更合适。

● 痴呆

当人脑中产生过量的β淀粉样蛋白等异常蛋白质时，在这些异常蛋白质的作用下，会造成神经细胞的死亡，从而引起痴呆。近年来，有学者认为肠道内有害菌数量的增加容易引起痴呆，或使痴呆恶化，但关于肠道细菌与痴呆的关系及其运作机制，还没有完全查明。

不过，研究人员通过对比痴呆患者与正常人的肠道菌群发现，痴呆患者肠道中拟杆菌属（中性菌）的细菌数量偏少，其他不明种类的细菌数量偏多。

当肠道内有害菌数量增加，并持续释放毒素时，毒素通过自主神经刺激脑部，在β淀粉样蛋白的作用下使人的认知能力下降。

医学家还利用老鼠进行实验，证明肠道菌群比例失衡能够降低老鼠的认知能力。

　　看到如此多的疾病都和肠道细菌有关系，您是不是非常吃惊？虽然还有许多情况尚不能完全证明直接的因果关系，但相信随着医学科学的发展，一定能进一步证明肠道细菌对人体健康的重要性。

　　现在我可以肯定地说，打造良好的肠道环境，促进有益菌的增殖，是让身体保持全面健康的秘诀。

如何摄取蛋白质，
才能防止有害菌增加？

前面讲过，到达大肠的蛋白质，是肠道有害菌非常喜欢的食物。

虽然统称为蛋白质，但肉类含有蛋白质，鱼类含有蛋白质，大豆等植物性食物也含有蛋白质。被肠道有害菌吃下，并释放腐败气体的蛋白质，主要是肉类中所含的蛋白质。因为植物性蛋白质与动物性蛋白质的构造不同（即氨基酸的构成不同），所以植物性蛋白质被有害菌吃掉，也不会制造出恶臭气体。

那么，鱼肉中所含的蛋白质呢？同样，如果摄入太多的鱼肉，进入大肠的鱼肉残渣也会被有害菌吃掉，并释放出恶臭的腐败气体。不过，鱼肉中含有一种名为 ω-3 的有益脂肪，对人体健康有利。所以，适量吃一些鱼肉，比吃其他肉类好。

需要提醒大家注意猪油等动物性脂肪。因为动物性脂肪也是肠道有害菌喜欢的食物。虽然有的朋友在吃饭时会有意回避肥肉等富含动物性脂肪的食物，但其实很多加工食品中也含有大量动物性脂肪，比如油炸食品、速食食品等。不知不觉中就可能吃下了大量动物性脂肪。长此以往的话，我们肠道内有害菌的比例就会显著升高。

所以，完全不吃动物性蛋白质、动物性脂肪的素食主义者，肠道菌群的比例是比较理想的。至少可以说，素食主义者的肠道环境不会太差。

但是，生活在现代社会中，要想当一个彻底的素食主义者，是不太现实的。而且，摄入太多不溶性膳食纤维的话，反而会造成便秘（见第4章）。另外，与植物性蛋白质相比，动物性蛋白质更容易被人体吸收和利用。

要想让自己的肠道保持良好的状态，其实不必勉强自己去做一个素食主义者，只要适当少吃肉类，多从鱼类和大豆等食物中获取蛋白质，并注意各种营养均衡搭配，就可以打造一个健康的肠道环境。

既有好的中性菌，
也有坏的中性菌

肠道细菌可以分为三种，分别是有益菌、有害菌和中性菌。

能给我们身体带来好作用的肠道细菌叫有益菌，起坏作用的叫有害菌。这两种细菌的分类很好理解。

但是，就在近些年，这种简单的非好即坏的分类方式受到了挑战。

随着科学技术的进步，科学家已经可以对肠道细菌进行DNA（脱氧核糖核酸）分析，结果不断发现有些肠道细菌并不适用于传统的好坏分类。

举例来说，有些属于有害菌的肠道细菌，也可以生产一种短链脂肪酸——丁酸。

另外，对于中性菌的定义，以前认为当有益菌或有害菌的任一方取得优势时，中性菌会加入有优势的一方推波助澜。也就是说，当有益菌占优势时，中性菌会发挥好作用；而当有害菌占优势时，中性菌就会发挥坏作用。

可能大多数朋友对中性菌的理解也是这样的，认为它们就像墙头草一样。

但最新的研究成果表明，中性菌并不是墙头草，它们到底是帮助有益菌还是帮助有害菌，从一开始就决定了，并不会见风使舵。

医学家已经基本查明，哪些中性菌对人体有好的作用。

而且，并没有发现这些有益的中性菌会在某些时候或某些情况下做坏事。

为什么会出现这种情况？原因可能在于以前用"菌属"来对有益菌和有害菌进行分类，过于简单了。

举个例子，有一个菌属叫作梭菌属，其中的产气荚膜梭菌、肉毒梭菌，能给人体带来极大的危害。

所以，只要是梭菌属的细菌就一并被归类为有害菌。可是，梭菌属的细菌共有 20 种以上。

科学家发现，有某种梭菌可以抑制人体的过度免疫反应，起到保护人体的作用。也就是说，并不是梭菌属的所有细菌都会干坏事。

随着科学家继续对肠道细菌进行 DNA 分析，通过对它们的基因进行分类，日后一定会发现不属于现有分类的细菌品种。

只有有益菌不会因为条件的改变而对人体干坏事，它们是 100% 的好细菌。但是，对于传统定义的有害菌和中性菌，恐怕以后会出现新的分类或定义方式。

以前被称为有害菌的某些细菌，以后也可能被归类到有益菌的队伍中。也许中性菌这个称呼会消失，原本属于中性菌的细菌会被逐一甄别，然后依据其特性被归入有益菌或有害菌的行列（为了便于读者理解，本书依然采取传统的细菌分类方法）。

由此可见，科学家对人体肠道细菌的研究也在日新月异地发展。

基本肠道细菌
一览表

下面为大家介绍人体肠道细菌的基本构成。现在，科学家在人体肠道内发现了一些新的细菌品种，并且无法按照传统分类方法对其分类。在本小节中的一览表中，我只收录了那些已经查明"吃什么、排什么"的肠道细菌品种。

分类	喜欢的环境	代表性细菌及其代谢物
有益菌	· 酸性	· 双歧杆菌：短链脂肪酸（乳酸、乙酸等）、B族维生素、维生素K等 · 乳酸菌：短链脂肪酸（乳酸、乙酸、甲酸）、B族维生素 · 丁酸梭菌：短链脂肪酸（乙酸、丁酸等）
中性菌		· 脆弱拟杆菌：短链脂肪酸（乙酸、琥珀酸） · 大肠杆菌（无毒株）：短链脂肪酸（乳酸、乙酸）、二氧化碳气体 · 链球菌：脂肪酸等
有害菌	· 碱性	· 产气荚膜梭菌：腐败气体、毒素 · 葡萄球菌：毒素 · 大肠杆菌（有毒株）：毒素 · 绿脓杆菌：色素、毒素

喜欢吃的食物	主要作用	对人体的影响
· 膳食纤维 · 寡糖 · 葡糖酸	· 辅助消化、吸收 · 辅助免疫功能 · 合成维生素 · 预防感染 · 促进肠道蠕动	· 维持身体健康 · 控制免疫反应 · 防止老化 · 维持精神稳定等
· 膳食纤维 · 寡糖 · 葡糖酸 · 纳豆芽孢杆菌	· 不同的中性菌作用各异	· 身体健康的时候不发生作用，但当身体虚弱的时候，有些中性菌会发挥不良作用
· 动物性蛋白质 · 动物性脂肪	· 让肠道内发生腐败 · 产生气体 · 产生毒素 · 产生致癌物质	· 让体味、大便更臭 · 皮肤粗糙 · 肠道不适 · 精神不稳定 · 健康的绊脚石 · 疾病的诱因 · 加速老化等

要想让有益菌增殖
不可忽视的事情

要想让肠道环境保持正常，我们首先应该重视饮食生活，以增殖有益菌，尤其是那些制造短链脂肪酸的主力菌种，比如双歧杆菌、丁酸梭菌等。

双歧杆菌、丁酸梭菌最爱的食物是可溶性膳食纤维，所以我们应该有意识地多摄取富含可溶性膳食纤维的食物。

简单地说，我们要让自己的肠道中保持必要数量的有益菌，让它们健康地生活，开心地进食，然后排出对人体有益的代谢物。这样一来，我们肚子就会保持健康，身材不会太胖，也不会被严重的疾病所困扰，从而愉快地过好每一天。

但是，我们肠道内的细菌，在短时间内就会进行更替。

我个人认为，现代日本人的饮食生活中，摄入的动物性蛋白质和脂肪，比以前增加了很多。另外，随着食品工业的发展，方便食品、速食食品等加工食品也大量地进入了现代人的肚子。所以，只要不是彻底的素食主义者，大部分人的肠道菌群比例都容易失去平衡，有害菌的数量往往比有益菌更多。

也正因为如此，为了防止自己肠道内的有益菌数量极度减少，而让有害菌占据统治地位，我们必须注意自己的饮食结构，这关系到我们的身体健康。

其实在很多年以前，医学家就告诉我们饮食结构非常重要，一定要多吃有利于肠道有益菌增殖的食物。相信读者朋友中，很多人已经有了保护肠道健康的意识，从很早以前就开始注意自己的饮食了。

估计大家都听说过"吃酸奶对身体特别好"的说法。酸奶对肠道确实有一定的益处，但非常遗憾的是，酸奶中所含的乳酸菌，有90%在到达大肠之前，就已经被胃酸杀死了。

那除了酸奶之外的发酵食品呢？其中所含的乳酸菌、双歧杆菌等有益菌的命运又会如何呢？其实这些有益菌的命运好不到哪里去，大部分都在烹调过程中死于加热，残存的也在到达大肠之前死于胃酸。最近，市面上有很多食品的广告都宣传"有益菌可以活着抵达肠道"。但是，随食物摄入的有益菌即使真的能活着抵达肠道，也只不过是"过客"而已，不会在我们的肠道中定居下来。

那么为什么还要说发酵食品对身体有益呢？因为发酵食品中的有益菌即使活不到大肠，它们的尸体也是有意义的。这些有益菌的尸体会成为肠道中原有的有益菌的食物。另外，幸运地活着来到大肠的有益菌，虽然它们无法在肠道里定居下来，但在大肠里生活的 1～2 天时间里，也算增加了肠道有益菌的数量和种类。

再有，最近的研究显示，酸奶等发酵食品中所含的乳酸菌，与人体的适合程度也是因人而异的。所以，我们吃酸奶也可能摄入与自己身体不适合的乳酸菌。如果 2 周连续吃一种酸奶，身体状况没有任何改变的话，那很可能是因为这种酸奶中所含的乳酸菌与自己的身体不匹配。摄入与自己身体不匹配的乳酸菌，不但不能增加肠道有益菌的数量和种类，就连它们的尸体也不会被原有的有益菌当食物。

有益菌的主要食物——可溶性膳食纤维不会被胃酸消化，可以顺利抵达大肠。而且，膳食纤维也不存在和人体不匹配的问题。另外，各种有益菌都会把可溶性膳食纤维当作食物，可以说可溶性膳食纤维是效率很高的一种"饲料"。要想通过食物改善肠道环境，可溶性膳食纤维绝对是首选。

但是我觉得，单从"食"上着手，还不足以解决肠道健康问题。日本人的肠道环境之所以难以改善，还存在另外一个重要因素。从这个因素来看，可以说日本人的肠道能力已经丧失很久了。

要问这个因素是什么，那就是"肠道蠕动"。如果不把关注点放在促进肠道蠕动上，肠道环境是无论如何也无法改善的。这么说一点都不夸张。

肠道蠕动与肠道菌群存在意想不到的关系

我们吃到肚子里的食物，要先经过分解、消化、吸收的过程，食物残渣再形成大便，最后排出体外。在整个过程中，肠道蠕动都是不可或缺的一种运动。

我们的胃和肠，都是通过肌肉的反复收缩、舒张来进行蠕动，让进入其中的食物也跟着运动。（另外，肠道同时还会进行分节运动，即肠壁上的环形肌通过有节律地收缩和舒张，让肠道这根管子收缩、舒张，将肠道内的食糜和消化液进行混合。）

所以，如果肠道蠕动变弱了，那么我们的消化、吸收乃至排便，都会受到很大的影响。

备受慢性便秘折磨的朋友，大抵是大肠蠕动变弱造成的。

肠道蠕动非常活跃的话，大便不会在大肠内保存很久，很快就会被排出体外。而且，蛋白质残渣、脂肪残渣等有害菌的食物也会随大便迅速排出体外，因为没有充足的食物，所以也不用担心有害菌会过度增殖。

反之，如果肠道蠕动很弱的话，即使长期吃有利于有益菌增殖的食物，也不会使其在肠道内发挥应有的作用。

所以，那些坚持健康饮食却不见肠道环境有所改善的朋友，除了想办法增加肠道有益菌，还要有意识地促进肠道蠕动。

不过，肠道蠕动并不是用我们的意志可以驱动的。即使我们命令大肠："你给我蠕动！"大肠也不会搭理我们，而且，我们根本就无法直接对大肠发号施令。基本上来说，肠道蠕动是由自主神经掌控的。

话虽如此，我们也不是一点办法都没有。只要我们在日常生活中稍下功夫，调整自己的自主神经，从结果上来说，就可以促进肠道蠕动。具体方法我将在第3章中为大家介绍，但首先请大家牢记：增强肠道活力＝促进肠道蠕动＋改善饮肠道蠕动变弱的话……

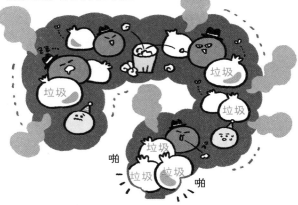

肠道蠕动活跃的话……

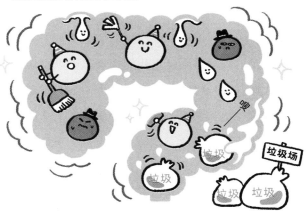

肠壁分泌的黏蛋白可以让肠道垃圾排出得更顺滑，而且黏蛋白也是有益菌的食物。

食结构。

另外，促进肠道蠕动，也可以从食物上想办法。

首先，有直接效果的是 B 族维生素中的泛酸（维生素 B_5）。泛酸可以刺激副交感神经，从而起到促进肠道蠕动的作用。大家平时可以多吃一些富含泛酸的食物（见第 208 页）。

其次，蔬菜中含有大量膳食纤维，膳食纤维可以对肠道局部产生刺激，也能促进肠道蠕动。在膳食纤维的刺激下，肠壁分泌的黏蛋白会增加，黏蛋白也是双歧杆菌、乳酸菌爱吃的食物。换句话说，肠道蠕动变活跃，也能促进有益菌的增殖。

肠道有益菌制造出的短链脂肪酸，对于肠道蠕动也有积极作用。

有研究结果表明，短链脂肪酸不仅是大肠黏膜细胞的能量来源，它还能刺激黏膜上的"探测器"，从而让大肠蠕动起来。如果肠道内存在大量短链脂肪酸的话，就能从内部刺激大肠的蠕动，而内部刺激的效果要比外部刺激的效果更好。

肠道益生菌数量多的话，就能制造出大量短链脂肪酸，短链脂肪酸能够促进肠道蠕动，打造出一个不利于有害菌增殖的健康的肠道环境，进一步促进有益菌的增殖。

如果能打造出这样的良性循环，对肠道环境来说就是最理想的状态了。

增加肠道有益菌以制造更多的短链脂肪酸，同时保证自主神经的正常稳定运作，只有这样双管齐下，才能让肠道充满活力地蠕动起来。这才是激发肠道活力的正确方法。

请您插上想象的翅膀，和我一起进入肠道细菌的世界去看看。

说起来，肠道细菌真是一群不可思议的细菌。

举个例子，从外部进入我们身体的细菌，比如葡萄球菌，是无法在肠道内定居下来的。它们会被视为异物，从而被消化液杀死，即使侥幸逃过消化液的追杀，也会被急速排出体外（可见，腹泻也是向体外排出异物的一种方式）。

只有有限的几种细菌能够在人体肠道内存活并定居下来。它们在肠道里吃饭、排便，死后再随大便排出人体之外。

不过，我们在肠道里"饲养"的细菌，既有干好事的，也有干坏事的。

了解各种肠道细菌的特性，通过调整生活习惯，培养更多的有益菌，同时将有害菌控制在最低限度，才是保持肠道健康的重点。

肠道细菌每天会替换 6700 亿个

前面讲过，肠道细菌死后，尸体会随大便一起被排出人体。只不过细菌太过微小，我们用肉眼根本看不见。很多朋友一直认为大便就是我们的肠胃没有消化掉的食物残渣，所以，他们不相信大便中会含有很多肠道细菌的尸体。

首先，我们来了解一下大便的构成成分。

我们以香蕉状的大便为例进行分析，因为它们被认为是理想状态的大便。这种大便中，70%～80% 是水分，剩下的则是最终没被消化吸收的食物残渣、膳食纤维、肠道细菌的尸体（当然也混有一些活着的肠道细菌，但绝大部分都是尸体），以及肠壁上脱落的黏膜。

举个例子，100 克的大便中，有 70 克的水分，剩余的 30 克则是食物残渣、膳食纤维和肠道细菌尸体等。

我们就简单地认为，这 30 克中有 1/3 是肠道细菌尸体，也就是 10 克。肠道细菌的总数量约为 100 万亿个，总重量约为 1500 克。那么，我们试着计算一下 100 克大便中所含细胞尸体的数量。

30×（1/3）×100 万亿÷1500 ≈ 6700 亿。

也就是说，假设我们每次上厕所排出 100 克大便，那么就会排出 6700 亿个肠道细菌尸体。正常人正常状态下每天排便一次，也就是每天会死亡 6700 亿个肠道细菌。

肠道细菌个体并不会活很久，不断有衰老的细菌死去，也不断有新的细菌分裂出来。

但是，如果人持续便秘的话，肠道细菌的新旧更替过程就会受阻。死去的肠道细菌尸体如果长时间淤积在大肠中排不出去的话，就会对我们的身体产生一系列的不良影响。

由此可见，保证新老肠道细菌的顺利更替，也是保持肠道活力的重要因素之一。

用1~2个月
可以改变肠道菌群平衡

提到肠道中有益菌和有害菌的比例，可能有朋友会认为："如果能让肚子里的有益菌数量达到80%，剩下20%为中性菌，几乎没有有害菌，那就最好不过了。"

但是现实中，以健康的普通人为例，肠道菌群中各种细菌的比例也不过是"有益菌2：中性菌7：有害菌1"。

可即便如此，现代人的肠道菌群也难以达到这样的良性比例。因为在现代人的生活习惯中，更容易吃到有害菌喜欢的食物。我们的肠道容积是有限的，如果进入肠道的都是有害菌喜欢的食物，那么有益菌就没有食物了。经过一段时间之后，有害菌势必会占据优势地位。

　　那么，改变肠道菌群的构成比例很困难吗？其实也未必。我认为，要想把有益菌的比例提高到80%，是不切实际的，但不让它低于20%，还是可以做到的。然后，再通过调整饮食结构，多吃有益菌喜欢的食物，将有益菌的比例从20%提高到30%也是有可能实现的。

　　另外，即使肠道细菌的比例不会发生太大的改变，我们也可以想办法提高有益菌的活力。为此，我们应该尽量多吃富含可溶性膳食纤维的食物，努力促进肠道蠕动。

　　即将接受消化系统手术的患者，在住院期间，医生会强制他改变以前的不良饮食习惯，只允许患者吃医院的健康餐。手术之后，也需要坚持健康饮食以帮助恢复身体。就这样，患者的身体和肠胃恢复到健康状态，大约需要1~2个月时间。

　　也就是说，我们要逐渐适应和以往不同的饮食习惯，并借此使肠道菌群达到一个健康的平衡比例，大约需要坚持1~2个月。

尝试轻断食或 1 日 1 餐，
有可能减少肠道有害菌

近些年来，关于断食保健的方法层出不穷，有说 1 天只吃 1 餐好的，有说不吃早饭好的……关于每天进餐的次数，推荐的方法真是五花八门。

我估计读者朋友中肯定有人尝试过在周末进行轻断食。

像这样减少进餐次数，我们肠道内的菌群平衡会发生什么变化呢？

到目前为止，关于断食会对肠道菌群造成哪些影响，还没有科学家掌握详尽的数据，所以我们还无法准确判断断食对肠道菌群的影响。但是，人不吃东西，肠道蠕动就会变弱，这是已经证明了的事实。肠道蠕动变弱，并不是一件好事。

肠道蠕动一旦变弱，肠道中的新陈代谢就会减缓，从而使有害菌排出体外的速度变慢，于是也就提高了有害菌数量增加的可能性。

话虽如此，但对现代人来说，恐怕饮食过度的人更多一些。因为物质生活的丰富，现代人除了吃得多、喝得多，还常会摄入辛辣、冷、烫等刺激性强的食物和饮料。这样的饮食习惯，已经让现代人的肠胃疲惫不堪。要想让肠道出现良性的"大蠕动"（见第142页），一个重要条件是要有8小时的进餐间隔。但现在的很多人根本做不到这一点。

对这样的朋友来说，可以在周末用1天或2天进行轻断食，或者把1日3餐偶尔改为1日2餐，甚至1日1餐。如此拉长空腹时间，反而可以让疲惫的肠胃得到适当休息。而且，在空腹的时间段里，还有可能减缓有害菌增殖的速度。

不过我要强调一下，对于平时就能保持健康饮食、肠道菌群比较平衡、肚子没有什么问题的朋友，没有必要特意进行断食。

有益菌可以预防
传说中的肠漏症？

最近，在有关肠道健康的话题中，一种名为"Leaky Gut 症候群"的病症备受关注。听这个英语名字大家可能比较陌生，翻译过来就是"肠漏症"。一说肠漏症，估计很多朋友都有耳闻。

肠漏症，是指因为某种原因使肠道的屏障功能减弱，导致过敏原、异物、毒素等通过肠黏膜进入血液，并随着血液循环被输送到身体各处，从而引起身体不适、过敏症，以及多种生活习惯病的症状。

原本，肠道内壁细胞之间紧密相连，排列在一起。但如果发生某些异常情况，细胞之间的紧密连接就会崩溃，细胞与细胞之间的距离增大，导致肠黏膜通透性增加。于是，过敏原、异物、毒素等就有了可乘之机，穿过肠黏膜进入血液，随血液循环危害全身。这就是肠漏症的原理。

不过，肠道内壁细胞的间距增大，并不会形成肉眼可见的漏洞（如果真的出现肉眼可见的漏洞，就需要进行外科手术治疗了）。细胞的紧密连接的崩溃，只发生在细胞级别的微观层面，没有人见过过敏原、异物、毒素穿过肠黏膜的瞬间，所以，有关肠漏症的原理还处于推测阶段。

要想预防肠漏症，或者治疗肠漏症，最基本的思想就是加强肠道内壁细胞的连接，让细胞与细胞之间恢复紧密连接，不给过敏原等"坏家伙"可乘之机。

为达到这一目标，短链脂肪酸可以发挥积极作用。短链脂肪酸之一的丁酸，具有加强细胞与细胞之间连接力的作用。所以，我们应该有意识地多补充可以增加肠道内丁酸的食物。

其实，肠道内只有丁酸梭菌可以制造丁酸。奶酪、酱菜等发酵食品中含有丁酸梭菌，但含量也非常有限。单靠吃这些食物，还不足以补充肠道所需的丁酸梭菌。所以，还是多吃富含可溶性膳食纤维的食物，增加肠道有益菌数量，丁酸梭菌的数量自然也会增加。这才是对抗肠漏症的有效对策。

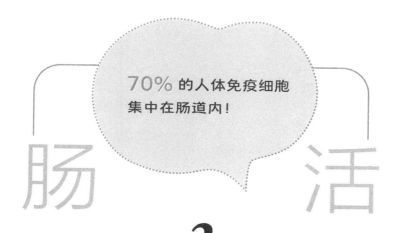

70% 的人体免疫细胞
集中在肠道内！

2

肠道是抵抗病毒、
细菌的最后一道防线

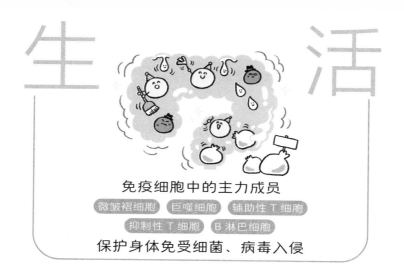

免疫细胞中的主力成员

微皱褶细胞　巨噬细胞　辅助性 T 细胞

抑制性 T 细胞　B 淋巴细胞

保护身体免受细菌、病毒入侵

70% 的人体免疫细胞
集中在肠道内

在新冠病毒大流行之后，人们对免疫力的关注度空前高涨。为了提高自身或家人的免疫力，很多朋友都开始注意并调整生活习惯，以对抗病毒。

如果人体免疫力下降的话，首先就容易被各种病毒、细菌感染。除此之外，还会对身体带来各种各样的不良影响，例如：

□ 对细菌的抵抗力变弱，容易食物中毒；

☐ 皮肤粗糙；

☐ 容易患睑腺炎或口腔炎症；

☐ 容易患牙周病；

☐ 容易患过敏症；

☐ 容易引发癌症。

身体的很多不适症状，都和免疫力下降存在一定的关系。

所以，我们应该让自身的免疫力始终保持在一个较高的水平。大家都有这样的愿望，可是该怎么做，知道的人却不多。

我们先从原因进行分析。免疫力下降的原因，大家首先想到的可能是年龄的增长或精神压力大等。

但是，任何人都不可能不变老，而在忙碌的现代社会中生活，要想把精神压力全部清零，也是不现实的事情。

那该如何是好呢？我觉得大家应该把注意力聚焦在自己的肠道上。让自己的肠道保持健康状态对于维持免疫力至关重要。

为什么这么说？因为小肠和大肠里集中了人体大约70%的免疫细胞。

免疫细胞，就是帮我们发现进入身体里的异物、毒素、病原体等，然后使用各种手段将它们消灭、排除的细胞。

打个比方，免疫细胞就相当于守护我们身体的"警官"或者"门卫"。

它们把"坏蛋（病原体、毒素等）"屏蔽在器官之外，或者把"坏蛋"逮捕，驱逐出体外。

免疫细胞并不是某一种细胞，而是一类细胞，主要有12种，它们通力协作才能维持人体的健康。

免疫细胞主要在骨髓中制造生成，分散于人体的各个部位发挥作用。

免疫细胞的某些成员固定在鼻子、胸腺、骨髓等部位发挥免疫作用，也有一些成员游走于身体各处进行巡逻，寻找"可疑分子"和"坏蛋"。

不过，大约70%的免疫细胞要么常驻肠道中，要么当身体发出预警后马上集结到肠壁的某个固定位置开始和"坏蛋"做斗争，直至把它们消灭。

所以我们可以说，*肠道是免疫的最前线*。

肠道是抵抗病毒、细菌的最后一道防线

为什么肠道中会集中大量免疫细胞呢？

关于这个问题，目前科学家还没有给出最终的答案，但有一种说法认为，肠道与嘴直接相连，所以是重要的免疫场所。

肠道通过胃、食管与嘴直接相连。

当我们的身体出现创口时，病毒、细菌等病原体，以及过敏原有可能经由创口进入人体，但大多数情况下，它们还是随着食物从嘴侵入人体的。所谓病从口入，就是这个意思。

可能是由于这个原因，免疫细胞集中在肠道才能最高效地发挥免疫作用。

我们的身体有好几重防卫系统，使用多重屏障抵抗病原体的入侵。口腔中的唾液具有杀菌作用，胃中强力的胃酸除了消化、分解食物，也具有杀死病原体的作用。

尽管如此，还有些病原体能够穿越层层火线，抵达小肠和大肠。比如沙门氏菌、金黄色葡萄球菌、O-157病原性大肠杆菌等。

当这些病原体来到肠道后，肠道中的免疫细胞团队就会把它们认定为异物，并马上与之展开战斗，以便尽早将它们排出体外。

也就是说，肠道既是人体免疫的最前线，也是身体防御的最后一道防线。（除此之外，淋巴结也是防御系统中发挥重要作用的一环。）

肠道环境健康的话，其中的免疫细胞就会增殖，而且会很有活力，人体的防御系统自然能够正常运转。什么样的肠道环境才算健康呢？再重申一遍，就是有益菌占优势地位，而且肠道蠕动正常。

综上所述，肠道环境好的话，我们的免疫力就高。

人体免疫力下降，患上过敏症、动脉硬化、高血压的风险就会升高

　　前面讲过，人体免疫力下降的话，我们很容易出现感冒等感染症状。但免疫力下降的危害远远不止于此，还可能引起过敏症，以及表面上看起来和免疫力没什么关系的生活习惯病。

　　其实，很多生活习惯病都和肠道环境恶化有关。排便时，通过留意大便的性状，就能大体判断自己的肠道状态。如果不能经常排出香蕉状理想大便的话，就要考虑从多方面着手，预防生活习惯病了。

　　本书序言中为大家介绍过布里斯托大便分类法，大家在

上厕所的时候，可以参照其中的大便分类方法对自己进行健康管理。

● 花粉症、过敏性皮炎等过敏症

花粉症和过敏性皮炎都属于过敏症，当人体免疫功能紊乱的时候，最容易发病。当免疫功能正常的时候，一些过敏原对身体并没有害处，可一旦免疫功能紊乱，免疫系统就会把进入身体的这些过敏原判断为异物，并发起攻击，从而引发过敏症状。可以说，免疫系统的过度反应，是引发过敏症的原因。

那么，我们身体的免疫功能为什么会紊乱、崩溃呢？近年来的研究结果显示，免疫功能出现问题的原因原来在于肠道环境的失衡。

简而言之，免疫细胞的成员之一——抑制性 T 细胞（见第 69 页）减少的话，就无法抑制引发过度免疫反应的免疫细胞，从而出现过敏反应。

短链脂肪酸之一的丁酸，有助于增加抑制性 T 细胞的数量。

换言之，如果肠道内缺少制造丁酸的有益菌，那么抑制性 T 细胞的数量也会减少，也就容易引发过敏症。

● 动脉硬化

所谓动脉硬化，是指血管壁变硬、失去弹性的状态。动脉硬化还容易导致低密度脂蛋白和中性脂肪等附着在血管内壁上，使血管管腔变狭窄。近年来，科学家认为血管中出现这种情况，是慢性炎症的一种表现。

免疫细胞中的一部分成员会聚集到血管中发生炎症的部位，以修复这里的血管内壁。原本它们是来做好事的，结果却起到了反作用，让炎症更加严重。

科学家通过动物实验证明，抑制性 T 细胞可以抑制血管内的炎症，减轻动脉硬化的程度。

另外，科学家对动脉硬化患者的肠道菌群与健康人的肠道菌群进行了对比，结果发现前者肠道中拟杆菌属（中性菌）的细菌偏少，而乳酸杆菌较多（这一点，动脉硬化患者和痴呆患者的肠道菌群类似）。

● 高血压

所谓血压，是指从心脏输送出来的血液对血管壁形成的压力。血压数值过高（即高血压）的话，说明血液对血管壁造成的压力大，血管的负担重，容易对血管壁造成损伤或使血管失去柔韧性，从而引起动脉硬化。

造成高血压的原因是什么呢？医学界一般把肥胖、吸烟、饮酒、精神压力大等看作高血压的原因，但对于血压为什么会升高，到目前为止还没有彻底查明其中的缘由。

但近年来，医学家提出，高血压似乎和人体的免疫功能有所关联。据他们推测，抑制性 T 细胞也许可以通过控制交感神经，缓解高血压症状。

如果这种推论得到证实，那么，只要增加肠道中免疫细胞的数量，让它们积极地投入工作，就可以预防高血压的产生。

肠道有益菌制造的短链脂肪酸
是免疫细胞的激活开关

人体免疫力强的状态，是什么状态呢？其实就是免疫细胞充满活力，可以正常工作的状态。

那么如何才能激活免疫细胞呢？目前有效的办法还是增加肠道内的有益菌。

为什么增加肠道有益菌就能激活免疫细胞呢？有异物侵入人体的时候，免疫细胞需要拿起武器和它们战斗，免疫细胞使用的武器叫作 IgA。短链脂肪酸可以激活制造这种武器的细胞。

肠道细菌制造的丁酸、乙酸、丙酸等都属于短链脂肪酸，它们可以促进肠道蠕动，抑制有害菌增殖。可以说短链脂肪酸是增强肠道活力的重要物质。除此之外，短链脂肪酸还可以调节我们的免疫系统。

当有敌人侵入我们的身体时，免疫细胞就会奋起抵抗，但不管它们多么骁勇善战，如果手中没有武器的话，恐怕也很难击退敌人。举个不恰当的例子，让您赤手空拳地面对一帮手持刀枪的暴徒，您有信心打败他们吗？

我们的身体自然明白这个道理。所以当发现敌情的时候，体内便会加紧制造武器。这种时候，一般是抑制性 T 细胞向 B 淋巴细胞发出指令："请大量生产武器！"B 淋巴细胞接到指令后，短链脂肪酸会督促它们开始生产。

可以说，肠道内短链脂肪酸多意味着肠道的屏障作用强。

另外，肠道有益菌制造的短链脂肪酸还具有调节免疫平衡，增加抑制性 T 细胞的作用。在免疫细胞中，如果起调节作用的抑制性 T 细胞不足，那么其他同伴就可能失控，造成过度免疫反应，从而使人体出现过敏症。

也就是说，短链脂肪酸肩负着两个职责，一是促进异物排出体外，二是防止免疫细胞失控。

所以，我们要保证肠道菌群比例不失衡，尤其是要通过调节饮食尽量增加有益菌的比例，这是保证自身免疫系统正常运转的重要条件。

通过改善肠道环境、激发肠道活力，可以增加在免疫第一线战斗的免疫细胞数量，也可以增强它们的战斗力。

我们要做的是改善饮食结构，多吃有助于有益菌增殖的食物，还要想办法促进肠道蠕动，具体方法将在第 5 章介绍。总而言之，要想让身体保持健康，我们必须在日常生活中养成良好的习惯。

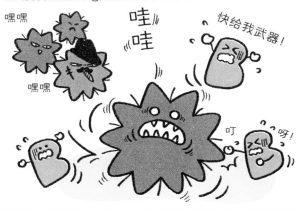
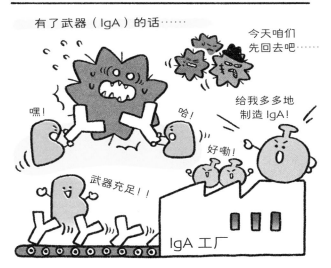

守护我们身体的
免疫细胞的主力成员有哪些

前面给大家简要介绍了人体免疫系统运作的机制。当免疫系统起作用的时候，我们身体里到底发生了什么呢？下面就给大家详细讲解一下。

我们的肠道里集中了各种各样的免疫细胞，它们用不同的方法在努力守护着我们的身体。我想简明扼要地为大家介绍一下各种免疫细胞在肠道中如何保护我们，但在此之前，先介绍一下免疫细胞的主力成员。

免疫细胞的大家庭中，总共有 12 个成员，包括各种白细胞。白细胞是血液中的一种细胞，它们具有保护身体免受细菌、病毒侵犯的作用。免疫细胞就是白细胞中的一类。下面就为您介绍免疫细胞中的主力成员。

● 微皱褶细胞

肠黏膜免疫系统有一个重要的组成部分叫作派尔集合淋巴结（Peyer patch，详情见第 73 页），微皱褶细胞位于派尔集合淋巴结外侧的黏膜中，主要担任巡逻任务，检查是否有病原体等异物出现，以及是否有异物试图穿透肠道内壁侵入人体。

● 巨噬细胞

5 种白细胞中的一种。巨噬细胞负责确认从外部侵入的病毒等异物，并将其吃掉，堪称人体的"保洁员"。巨噬细胞将异物吃掉后，还会将异物的情报传递给"门卫"——辅助性 T 细胞。实际上，巨噬细胞还和自主神经一起控制肠道，所以它们还和肠道蠕动有直接的关联。

● 辅助性 T 细胞

辅助性 T 细胞在骨髓中制造，在胸腺生长，然后被释放到血液中。它们和 B 淋巴细胞一起工作，判断是否有外来危险，发挥着"门卫"的作用。辅助性 T 细胞一旦发现有异物侵入体内，就会制造一种细胞因子（蛋白质），以增强 B 淋巴细胞的活力，让其生产更多的 IgA 作为武器。从这个角度看，辅助性 T 细胞具有制定攻击战略的功能，有点像司令部的作用。

● 抑制性 T 细胞

这种细胞主要存在于小肠免疫系统的"基地"——派尔集合淋巴结中，它们可以作用于 B 淋巴细胞，敦促 B 淋巴细胞生产对抗异物的武器（IgA）。抑制性 T 细胞不仅会待在肠道里，还会去全身各处"巡逻"，当免疫系统开始工作时，它们可以抑制细胞毒性 T 细胞，防止其失控（因为细胞毒性 T 细胞一旦失控的话，连正常细胞也不放过）。没有抑制性 T 细胞的话，免疫系统就可能发生过度反应，从而引发花粉症等过敏症。虽然抑制性 T 细胞不会直接和异物进行"战斗"，但它们依然是免疫系统不可缺少的重要成员。

● B 淋巴细胞

B 淋巴细胞也是白细胞中的一种，在人体免疫系统中，它担负着重要任务，可以说是"实战部队"。在接收到辅助性 T 细胞和抑制性 T 细胞的命令后，B 淋巴细胞开始生产以 IgA 为首的各种各样的武器，来击败敌人。

免疫的最强武器
——IgA，肠道内最多

免疫细胞中抑制性 T 细胞控制的免疫武器——IgA，是守护人体健康不可或缺的重要物质。

IgA 是一种抗体。如果有病原体或过敏原侵入身体，这种抗体就会附着在那些异物身上，抑制它们的行动，让其无法发挥作用，并最终促使其排出体外。

通常来说，一种抗体只针对一种病毒起作用（流感和新型冠状病毒的疫苗就是这样），但 IgA 并不只针对某一种病原体，它对各种各样的异物都能产生免疫反应。可以说，IgA 是一种通用性很高的抗体。

所以，只要我们体内有足量的 IgA，就可以抵抗各种各样的异物，也不容易出现过敏症。医院对患者进行过敏症检查时，就会测定患者体内 IgA 的量（不过，IgA 的标准值是有上下限的，在人体内并不是 IgA 越多越好）。

我们的眼泪、鼻涕、唾液等都是由黏膜分泌的，包括上述黏膜在内，全身各种黏膜组织中都存在 IgA。而且，越是外敌容易侵入的地方，IgA 越多。

我们以花粉症为例，花粉最容易通过眼睛、鼻子、喉咙等部位侵入人体。我们分泌眼泪、鼻涕等也是为了将这些异物驱逐出去，所以眼睛、鼻子、喉咙等处的 IgA 比较多。那么您知道我们身体中哪个部位的黏膜中 IgA 最多吗？答案是肠道黏膜。

肠道集中了全身近 60% 的 IgA，以防止病毒、细菌等病原体从肠道侵入人体。这也是我说"肠道是免疫最前线"的理由之一。

另外，最新的研究还发现，IgA 似乎还具有防止肠道内有害菌增殖的作用。可见，IgA 是集防御力和攻击力于一身的免疫武器。

IgA 如此靠谱，那是谁制造出来的呢？前面讲过，是 B 淋巴细胞生产制造 IgA，但命令 B 淋巴细胞生产 IgA 的是抑制性

IgA 存在的部位和数量（μg/ml）

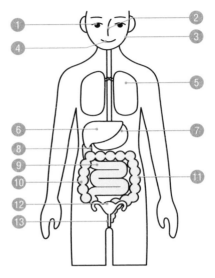

1 眼泪　　　　　　　　　80～400

2 鼻涕　　　　　　　　　70～846

3 腮腺分泌的唾液　　　　15～319

4 唾液　　　　　　　　　194～206

5 支气管肺泡分泌液　　　　　　3

6 肝胆汁　　　　　　　　58～77

7 胆囊胆汁　　　　　　　　　92

8 十二指肠分泌液　　　　　　313

9 空肠分泌液　　　　　　32～276

10 结肠分泌液　　　　　240～827

11 肠道分泌液　　　　　　　166

12 子宫颈管分泌液　　　　3～133

13 阴道分泌液　　　　　　　　35

　　尿液　　　　　　　　0.1～1.0

　　精液　　　　　　　　11～23

出处：*Mucosal Immunology 4th Edition*

T 细胞。

　　在我们肠道中，存在着很多种免疫细胞，如果它们能够相互协调、努力工作，就可以制造出足量的 IgA，从而提高人体免疫力，让我们不容易生病或过敏。

肠道内有很多
与病毒、细菌作战的"基地"

接下来我为大家简单描述一下，肠道内各种免疫细胞是如何防止病毒、细菌侵入人体的。

免疫细胞中的各个成员，有的存在于肠道黏膜中，有的存在于肠壁上的免疫"基地"——派尔集合淋巴结中。

派尔集合淋巴结主要集中于小肠下部的回肠部位，大肠中也有一定程度的分布。它们的平均大小只有 1.5 厘米，可以说很小，但在整个肠道内的数量却非常庞大。

在派尔集合淋巴结这个免疫"基地"中，既有发挥"门卫"作用的辅助性 T 细胞，也有担负调节作用的抑制性 T 细胞。

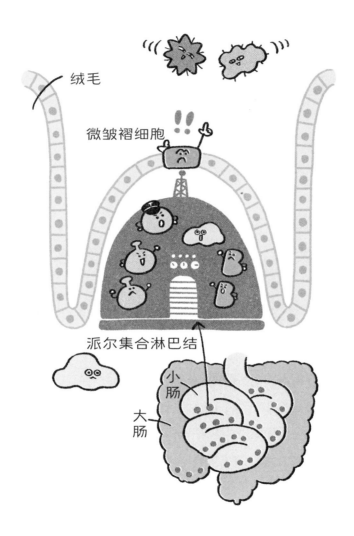

绒毛

微皱褶细胞

派尔集合淋巴结

小肠

大肠

免疫细胞集中在派尔集合淋巴结，时刻监视着是否有
外敌入侵。

除此之外，还有一些免疫细胞的其他成员，比如负责巡逻的微皱褶细胞，它们的警惕性很高，随时关注着是否有病毒等病原体试图侵入人体。

免疫细胞的小伙伴们，平时就是这样守护人体健康的。

原本，正常情况下我们的肠道黏膜一直处于健康的闭合状态，外来异物难以突破肠道黏膜侵入人体。但是，如果哪天身体状况不佳，肠道黏膜就会出现缝隙，给病毒、细菌等异物入侵的可乘之机。

不过，这个时候在免疫"基地"中值守的免疫细胞就会迅速行动起来，对闯入的异物进行甄别，一旦判定"这家伙是有害异物"，就会阻止其侵入，并制造 IgA 抑制异物的活动能力，随后将它们排出体外。

可以说，在肠道这个免疫最前线中，派尔集合淋巴结是处于前锋位置的免疫"基地"，它的地位非常重要。

我们简单地回溯一下这个免疫流程。

1 负责巡逻的微皱褶细胞一旦发现试图入侵的异物就会向其他免疫细胞发出信号："有可疑的家伙试图入侵！"

↓

2 信号首先发送到"门卫"辅助性 T 细胞那里，当它们把

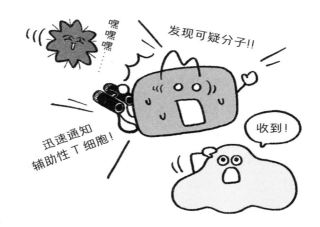

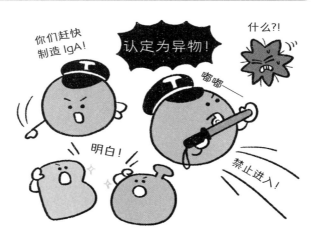

③ 制造武器，控制病原体。

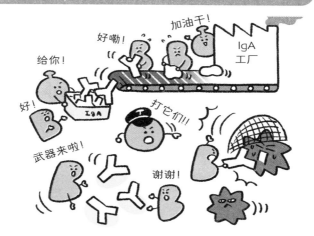

④ 病原体和大便一起被排出体外。

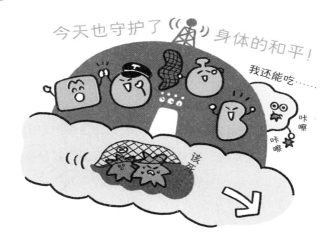

入侵者认定为异物后，就会向其他免疫细胞发出"大量制造武器！"的信号。辅助性 T 细胞自己也会协助 IgA 的生产。

3 收到辅助性 T 细胞发出的"制造武器"的信号后，负责调节作用的抑制性 T 细胞会命令 B 淋巴细胞大量制造 IgA，IgA 附着在异物上，使其丧失活动能力，或者让异物变小，以便巨噬细胞能够吞掉它们。

↓

4 IgA 附着在异物上，和异物一起随大便排出体外，或者被巨噬细胞吞掉。

我描述的免疫过程经过了相当程度的简化，但相信大家对这个过程已经有了大体的认识。免疫细胞的小伙伴们在派尔集合淋巴结中，随时保持警惕，一旦发现可疑分子出现，就会立刻行动起来，各司其职、团结协作，守护我们的健康。

虽然身体其他地方的免疫细胞同样也在卖力工作，但因为肠道的位置特殊，病毒、细菌等病原体很容易混在食物中溜进肠道。所以，肠道中有最多的免疫"基地"——派尔集合淋巴结。

　　而且，要想让免疫细胞的小伙伴们一直保持活力并具有旺盛的战斗力，最简单的办法还是把肠道环境搞好，让有益菌增殖、有害菌减少。

肠道蠕动变弱，
人体免疫力也会随之下降

在第 1 章中，我为大家介绍过，肠道蠕动与肠道细菌的关系。而实际上，肠道蠕动能力的强弱，和人体的免疫力高低也有很强的关系。

肠道蠕动活跃的话，肠壁能分泌更多的黏蛋白，使排便更加顺畅。另外，黏蛋白还是肠道有益菌喜欢吃的食物，黏蛋白多，有益菌也会增殖，肠道环境自然能得到改善。反之，如果肠道蠕动变弱，大便就会淤积在大肠内较长时间，导致有害菌增殖，有益菌则相应减少。

肠道有益菌减少，就没有办法制造出大量的短链脂肪酸。

如果短链脂肪酸中的丁酸减少的话，抑制性 T 细胞的数量也会随之减少，而且它们的活力也会下降。

这样一来，肠道内负责生产免疫武器 IgA 的细胞受到的刺激减弱，从而无法生产出足够的武器。

另外，说肠道蠕动和人体免疫力存在深刻联系，背后还有另外一个理由。

在构成肠道的肌肉组织中，存在着大量的巨噬细胞（见第 68 页）。在人体免疫系统运作的过程中，巨噬细胞发挥着重要作用，是不可或缺的一种免疫细胞。

实际上，有科学家发表论文称，肠道蠕动由自主神经控制，但巨噬细胞在这个过程中也同样发挥着重要作用。

巨噬细胞能够充满活力地投入工作，是肠道正常蠕动的重要条件。如果人因为精神压力大或睡眠不足等原因导致肠道蠕动变弱的话，巨噬细胞的活力也会衰退。

其结果就是免疫功能下降。

由此可见，肠道保持活跃的蠕动能力，可以使肠道菌群的比例维持平衡，让免疫系统正常运转，这种状态，就是人体免疫力比较高的状态。

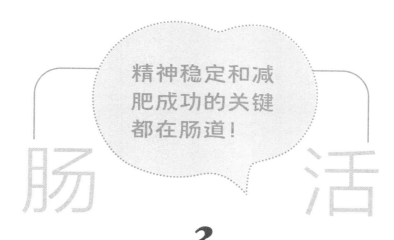

精神稳定和减肥成功的关键都在肠道！

肠活

3

肠道环境改善，人的心情也会出现积极的改变

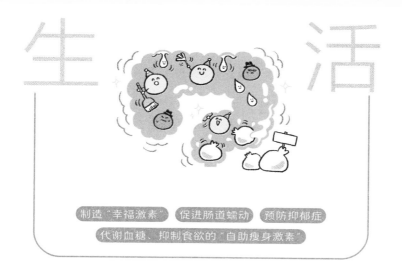

制造"幸福激素"　促进肠道蠕动　预防抑郁症

代谢血糖、抑制食欲的"自助瘦身激素"

精神稳定和减肥成功的关键都在肠道！

最近的研究表明，肠道不仅直接影响我们身体的健康，还与精神健康息息相关。

说到肠道能影响我们的身体健康，可能比较容易理解，毕竟便秘、腹泻等毛病都是肚子的问题。但如果说肠道还和精神健康相关，可能大家就不容易理解了，莫非便秘还能影响心情？事情可没那么简单。

实际上，我们的小肠和大肠可以制造一种人称"幸福激素"的激素。

另外，小肠还能制造与减肥相关的激素。

提到激素，大家耳熟能详的可能是雌激素和雄激素。一般人对激素的印象是，它们由人脑制造，并分泌到全身，对身体产生各种影响。而实际上，我们身体的很多部位都可以制造不同种类的激素，并对身体运转发挥重要作用。

那么，胃和肠能制造哪些激素呢？胃、肠毕竟是消化器官，所以它们首先制造的激素是与消化相关的。

这些激素中，有的能够促进胃部蠕动，有的可以促进或抑制胃酸的分泌，有的可以中和在胃液中变成酸性的食物，有的可以促进胰液的分泌（胰液能够分解脂肪），有的可以促进胆汁的分泌（胆汁可以辅助分解脂肪、蛋白质），有的可以促进小肠中水和电解质的分泌……

这些激素统称为胃肠激素。

但是，肠道还会分泌一些与消化没有直接关系的激素，这些激素会对身体的其他部位发挥作用。这就是肠道的不可思议之处。

这些激素分别是：人称"幸福激素"的血清素，与减肥、糖尿病有关的 GLP-1。

消化器官制造的激素及其作用

生产场所	名称	作用
胃	· 胃促生长素（ghrelin，又名食欲刺激素） · 促胃液素（gastrin）	增进食欲。 促进胃酸分泌。促进胃的运动。（十二指肠也能生产。）
十二指肠	· 促胰液素（secretin） · 胆囊收缩素（cholecystokinin，缩写为CCK）	促进胰腺分泌胰液。抑制胃酸的分泌。促进胆囊分泌胆汁。（空肠也能生产。）
小肠	· 肠降血糖素（incretin，包括GLP-1、GIP）	促进胰腺分泌胰岛素。抑制胃酸的分泌。
小肠、大肠	· 血清素（serotonin）	使人情绪积极稳定。抑制食欲。
各种部位	· 血管活性肠肽（VIP） · 生长抑素（somatostatin）	促进小肠分泌电解质和水。抑制胃酸的分泌。促进胰液、胆汁的分泌。（消化道、胰腺、脑等部位都可以生产。） 抑制促胃液素、促胰液素、胰岛素、胰高血糖素的生产、分泌。

俗称瘦身激素

俗称幸福激素

只要制造出大量的血清素，人的情绪就会变积极，还能抑制食欲

肠道可以制造、分泌多种重要的激素，所以，保持良好的肠道环境对我们身心健康都有极大的益处。那么，肠道制造的那些激素，都具有哪些作用呢？下面请看我的具体介绍。

近年来提高肠道活力的保健话题非常流行，其中就提到了血清素和肠道的关系，因此我估计很多朋友对血清素多少有些了解。

大家给血清素取了一个好听的名字——幸福激素。顾名思义，血清素是一种可以让我们的大脑感觉到幸福的激素。

能让大脑感觉幸福的激素不止血清素一种，其他还有多巴胺，以及最近备受关注的催产素等。

另外，血清素还可以让人产生积极向上的感情，保持稳定的情绪、身体的放松和头脑的清醒。因此，如果体内缺乏血清素的话，人就容易陷入愤怒、焦虑、精神恍惚等情绪不稳定状态。

血清素不仅具有上述精神层面的作用，它还有一个更加令人惊喜的作用——抑制食欲！

也就是说，体内血清素分泌得多，人就不容易感觉饿。为什么会这样呢？因为体内血清素水平提高的话，多巴胺的分泌就会减少。

通常情况下，当人感受到精神压力的时候，就会促进多巴胺的分泌。而多巴胺具有刺激摄食中枢，增进食欲的作用。所以很多人在精神压力很大的时候会暴饮暴食。当血清素大量分泌的时候，就可以抑制多巴胺的分泌，因此可以降低暴饮暴食的可能性。

而且，血清素还具有促进肠道蠕动的作用。肠道蠕动对于食物的消化、吸收起着至关重要的作用。

血清素如此重要，它是我们身体的哪个部位制造的呢？实际上正是小肠和大肠。因此可以说，血清素和我们的肠道存在着剪也剪不断的关系。

　　肠道黏膜中有一种细胞叫作肠嗜铬细胞，血清素就是它们制造的。肠嗜铬细胞与自主神经相连，它们可以直接作用于自主神经，还能将血清素输送到大脑以及身体的其他器官（关于自主神经和肠道的关系，将在后文进行详细解说）。

　　当人脑内分泌血清素后，我们也会产生幸福感和积极向上的情绪，并且让我们的精神保持稳定。

　　经常有人说，早晨醒来后，首先应该拉开窗帘，让身体沐浴在朝阳之中，这将给我们开启一个完美的早晨。这种说法其实也和血清素有关。

　　早晨，我们的身体接受朝阳的沐浴，其实相当于得到了一把钥匙——开始让脑内分泌血清素的钥匙。

　　通常情况下，人体会根据需求分泌血清素。当我们感受到巨大的精神压力，而导致肠道状况异常的时候，血清素的分泌量就会减少；反过来，如果身体需要大量血清素的话，血清素的分泌量就会增加。这就是人体的一种自我调节机制。

　　请大家想象一下肚子出现便秘或腹泻等问题时，您是不是容易出现焦虑、悲观的情绪？是不是唉声叹气，干什么也提不起劲儿来？总之，这种情况下情绪是非常不稳定的。这些情绪上的问题，并不单单是肚子不舒服所引发的，更主要的是血清素分泌减少造成的。

　　近年来科学家发现，人体内将近 80% 的血清素是由肠道制造的！

　　由此可见，为了让我们的身体持续、稳定地制造血清素，我们也要保护好自己的肠道。

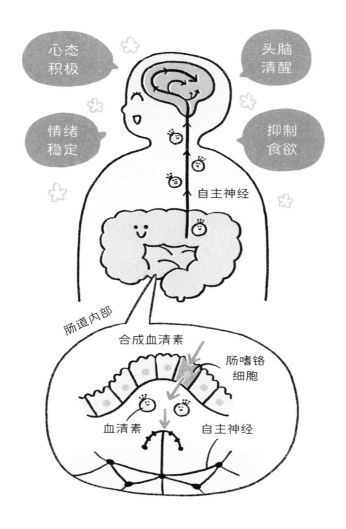

肠道内制造的血清素通过自主神经被输送到大脑，从而发挥各种各样的作用。

人称"幸福激素"的血清素，可以预防抑郁症

前面讲过，血清素可以给我们带来幸福、愉快、积极向上的情绪，那么，如果血清素分泌减少会出现什么情况呢？相信大家已经想到了答案。

近年来，抑郁症的患者人数逐年增长，但是，关于抑郁情绪与肠道的关系，还很少有研究涉足。

实际上，只要检查一下抑郁症患者的肠道情况就能发现，他们的血清素分泌量很少。

不仅如此，抑郁症患者肠道内双歧杆菌的数量也很少，

所以他们便秘的概率很高。总体来说，抑郁症患者的肠道环境比较糟糕。

现在，抑郁症患者去精神科医疗机构就医的话，医生大多会给患者开一种名为 SSRI（5- 羟色胺选择性再摄取抑制剂）的药，这种药的作用是防止脑内血清素的减少。由此可见，抑郁症和血清素存在直接的联系。

另外，到目前为止关于抑郁症的发病原因尚未完全解明，但把各种研究报告综合起来看的话，我们可以发现，虽然抑郁症患者的血清素分泌量并不为零，但其体内血清素的分解速度异常地快，所以他们经常处于血清素不足的状态。

那么，抑郁症患者为什么会出现血清素不足的状态呢？除了分解快，还有一个重要的原因。

前面讲过，80% 左右的血清素是肠道生产的，所以，肠道的环境起着至关重要的作用。

实际上，科学研究已经表明，肠道细菌制造的短链脂肪酸可以促进血清素的分泌。

分泌激素的开关
是肠道有益菌释放的短链脂肪酸

在第 1 章、第 2 章中，我已经为大家介绍过短链脂肪酸的惊人作用。但围绕着激素的分泌，短链脂肪酸也能发挥了不起的作用。

简单地说，肠道细菌制造的短链脂肪酸（丁酸、乙酸等）作用于大肠黏膜上的肠嗜铬细胞，肠嗜铬细胞被激活，促进血清素的分泌。

另外还有一项研究尚处于进行阶段，但最近已经发现，

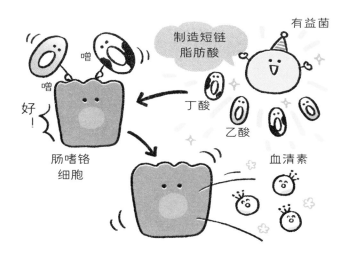

似乎不只有肠黏膜中的细胞可以制造血清素，肠道细菌本身
大概率也可以制造血清素。

　　所以，如果您想始终保持愉快心情的话，与其加强自己
的心理建设，让自己朝积极的方向思考，不如先想办法激活
自己的肠道，让有益菌的数量增加，从而分泌出更多的血清
素。这样做的效果可能更加直接。

　　除此之外，体内血清素减少的原因之一是精神压力过大。
我想大家都体验过在强大的精神压力下，情绪十分低落的感
受吧。

　　那么，在这种情况下，我们体内发生了哪些变化呢?

　　当我们感受到强大精神压力的时候，肾上腺开始大量分

泌一种名为皮质醇的激素。

皮质醇被释放到血液中，随血液循环输送到大脑。在皮质醇的作用下，脑内分泌血清素的机能会受到抑制。

血清素分泌量减少，又会造成什么后果呢？首先是一种与睡眠相关的名为褪黑素的激素无法合成。为什么会这样？因为合成褪黑素的原料就是血清素。

褪黑素减少，人的睡眠质量就会变差，出现失眠、睡眠浅、中途容易醒来等睡眠问题。

大家都知道，睡眠质量不高，长期睡眠不足，肯定会引起身体上的各种问题。

另外，睡眠不足的话，肠道蠕动也会变弱。

发展到这样的地步，势必会影响食物的消化、吸收以及排便的整个过程。结果，便秘、皮肤粗糙等问题接踵而至。宿便长期淤积在大肠内，还会导致有害菌中的腐败菌的增殖。

进一步讲，如果肠道环境长期得不到改善，一直比较糟糕的话，作为一种防御反应，大脑会发出"大量制造皮质醇！"的指令。

最新研究表明，皮质醇本身就是引起抑郁的一个原因。

我们来梳理一下这个恶性循环的发展过程：

肠道环境恶化致使血清素分泌减少→褪黑素减少→引起睡眠障碍→肠道蠕动变弱→肠道环境进一步恶化→出现便秘、皮肤粗糙甚至抑郁等症状。

遇到这种情况，如果放任不管的话，肠道环境还会持续恶化，血清素分泌进一步减少，结果就是：

难以产生愉快的心情→褪黑素分泌减少……

走到这一步，就陷入了恶性循环。

人长期睡眠不足的话，除了会出现前面介绍的各种症状，还容易感到疲劳、情绪烦躁，甚至发展成慢性疲劳综合征（见第 22 页）等更加严重的疾病。

血清素减少引起的身心反应，最终有可能导致抑郁症的发生。而出现抑郁症状后，身体会进一步减少血清素的分泌。

话虽如此，要想彻底消除精神压力，对生活在现代社会的人来说也是不现实的。既然无法消除精神层面的因素，我们不如从肠道着手来改善这种情况。

别忘了，80% 的血清素可是由肠道生产的，只要保持肠道的健康，就能帮我们战胜生活中的各种精神压力。

通过增加肠道有益菌、刺激肠道蠕动、增强肠道活力，促进血清素的分泌，消除便秘、腹泻等肠道问题自然不在话下，就连情绪不稳定、睡眠质量低等烦恼，也能逐渐得到改善。

代谢血糖、抑制食欲的
"自助瘦身激素"——GLP-1

肠道除了可以生产血清素，还能生产另一种重要的激素——GLP-1。GLP-1到底是什么样的激素，它又有什么作用呢？

实际上，GLP-1属于一种名叫肠降血糖素（见第86页）的胃肠激素。肠降血糖素有很多种，其中之一就是GLP-1。GLP-1主要在小肠中制造。

GLP-1的作用是促进胰腺分泌胰岛素，同时还可以抑制胃酸的分泌。GLP-1具体工作原理是，我们摄入食物之后，

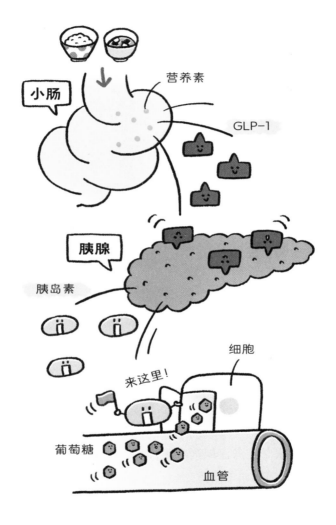

摄入食物之后，血糖值升高，但胰腺在 GLP-1 的作用下，促进胰岛素的分泌，将血糖值降下来。

血液中的血糖值升高，此时，GLP-1向胰腺发出指令："请大量分泌胰岛素！"也就相当于告诉身体："已经吃饱了，不要再吃了！"

胰岛素是与糖代谢有直接关系的激素。当人摄入食物之后，胰岛素会指挥食物中的葡萄糖进入细胞作为能量源，其余的葡萄糖则以糖原的形式储存在肝脏中，从而使血液中的血糖值降下来。

如果胰岛素分泌不足，或者不能正常发挥作用，葡萄糖就会大量存在于血液中，造成高血糖，乃至糖尿病。人长期处于高血糖状态的话，血管会受损，还有可能造成糖尿病肾病和糖尿病性视网膜病变。

另外，葡萄糖太多的话，肝脏也存储不下。多余的葡萄糖就会转变成中性脂肪，存储在身体中。这也是人会发胖的一个原因。

只要GLP-1和胰岛素正常分泌，吃饭后血液中的葡萄糖就能正常代谢掉，当然不会有多余的葡萄糖转化成脂肪。

GLP-1的另一个重要作用是抑制胃酸分泌，也就是抑制人的食欲。这个作用和促进糖代谢能够相辅相成，其结果就是让人拥有一种不容易发胖的体质。

由此可见，要想减肥的话，先要保证身体制造GLP-1的功能，有了GLP-1才能分泌足够的胰岛素。这样不但不容易发胖，还能预防糖尿病。

实际上，在治疗 2 型糖尿病的时候，近年来 GLP-1 已经作为药物给患者使用了。

而且，增加 GLP-1 的关键同样掌握在肠道细菌制造的短链脂肪酸手里。促进 GLP-1 分泌的原理和血清素一样，先是肠道有益菌制造短链脂肪酸（丁酸、乙酸），然后对肠黏膜产生刺激，从而促进 GLP-1 的分泌。

也就是说，如果对肠道环境的恶化置之不理的话，血清素也好，GLP-1 也罢，都会减少分泌，人就会陷入情绪不佳和容易发胖的境地。

有便秘、皮肤粗糙以及情绪不佳等状况的朋友，很有可能是肠道制造血清素的能力减弱造成的。另外，遇到较大的精神压力就容易暴饮暴食的朋友，多半是血清素和 GLP-1 都减少造成的。

有这些困扰的朋友，别再耽搁，马上开始激活肠道的生活吧，把属于自己的健康再找回来！

肠道蠕动与自主神经
是联动的

正如前面所讲的那样，我们的肠道不仅仅负责吃饭、排便的工作，它们还能制造对人身心健康都有极大作用的激素。肠道是如此了不起又重要的器官，在日常生活中，我们应该尽量减少肠道的负担，想办法增强肠道的活力，保证它们正常运转。如果能做到这一点，我们的身体就会进入一种良性循环：

肠道环境好→肠道功能正常运转、蠕动有活力→吃饭、排便顺利进行，好的激素大量分泌→我们的身心更健康不怕读者朋友嫌我啰唆，在此我再强调一遍，为了让肠道发挥正常功能，保证它的有力蠕动非常重要。肠道像海浪一样一波接一波地不停蠕动，是使肠道保持良好状态所不可缺少的前提条件。

估计又有朋友要问了，怎么样才能让肠道保持有力的蠕动呢？

实际上，肠道蠕动和自主神经有着密切联系。

谈到人体保健的时候，"自主神经"是一个经常出现的关键词，相信大家也都听说过。保健专家常说："自主神经工作正常的话，人的身心就能保持健康。"其实，肠道是否有活力，也主要受自主神经的影响。

自主神经不受我们主观意识的控制，它们会自动地调节人体的各项机能。遍布身体各处的自主神经通过向各个器官发出信号，来控制它们的工作。比如，自主神经为了让人呼吸会促进横膈膜的运动，心脏的跳动，等等。可见，攸关生命的各项重要生理机能，都是由自主神经掌控的。

自主神经分为两种，分别是交感神经和副交感神经，通常情况下，交感神经和副交感神经不会同时活跃，一天之中，二者交替活跃。而且，它们活跃和休息的时间段，基本上也

交感神经和副交感神经之间的平衡很重要

交感神经
掌管紧张、兴奋的神经，
驱动人身心的活动。

副交感神经
掌管放松的神经，
让人的身心得到休息。

收缩	← 血管 →	扩张
上升	← 血压 →	下降
加速	← 心跳 →	放缓
紧张	← 肌肉 →	松弛
促进	← 出汗 →	抑制
抑制肠道蠕动	← 肠 →	促进肠道蠕动

是固定的。

简单来说，当交感神经处于优势活跃地位的时候，人的身体活动也是活跃的，且保持一定的紧张感。当副交感神经处于优势活跃地位的时候，人处于放松状态，换句话说就是在休息。

换句话说，从太阳升起的整个白天，交感神经处于优势地位；从傍晚到整个夜晚，副交感神经处于优势地位。这才是正常的生理规律。

那么，肠道和自主神经之间到底存在什么样的联系呢？

当交感神经占优势地位的时候，肠道蠕动变弱，而当副交感神经占优势地位的时候，肠道蠕动就开始活跃起来。

因此，当副交感神经占优势地位，人处于放松状态时，排便会更容易。反之，经常处于紧张状态、交感神经常占优势地位的人，因为肠道蠕动减弱，就容易发生便秘等问题。

另外，如果交感神经过度兴奋的话，即所谓的自主神经紊乱，身体可能出现便秘，但也可能让肠道发生异常剧烈的蠕动，从而引起腹泻。

举例来说，有的人去外地旅行的过程中总是便秘，有的人遇到紧张的场面就会肚子疼、拉肚子。这些问题都是自主神经紊乱造成的麻烦。

不管怎么说，我们无法根据自己的意愿来控制肠道蠕动的强弱，只有自主神经才掌握控制权。肠道和自主神经存在密不可分的关系。

交感神经和副交感神经保持平衡，一天之内二者自然、规律地切换占优势的时间段，对人体来说才是正常的状态。只有在这种状态下，我们的肠道才能正常地蠕动，让吃饭、排便的整个流程顺利进行。

换言之，既不便秘也不腹泻、每天都能规律排便的人，可以说他们的自主神经很协调。

不过，在压力重重的现代社会，自主神经很协调的人应该不会太多。现代人生活、工作过于忙碌，精神压力又很大，想保持规律、健康的饮食和生活习惯是非常困难的。可是，这样的生活持续久了，人的自主神经就会发生紊乱，肠道蠕动无法正常进行，结果自然会导致便秘、腹泻等健康问题。

不仅如此，自主神经紊乱还会引起疲劳、眩晕、食欲不振、畏寒、头痛等生理层面的问题，以及不安、焦虑、注意力无法集中、情绪不稳定等精神层面的问题。

由此可见，为了我们的肠道健康，为了我们整个身心的健康，让自主神经保持平衡调和的状态是多么重要！

您知道吗？
肠道是被自主神经包裹的

关于自主神经，我想再多讲一点。

在前一小节里，大家已经知道自主神经和肠道蠕动存在着密切的联系。但估计肯定也有一些朋友还是无法理解它们之间的关系，或者无法在头脑中想象出它们联动的情形。

下面，请您先看第 109 页的插图，这是一幅肠道构造的示意图。

肠道是由黏膜、肌肉层像年轮蛋糕那样一层层包裹而成的。肠壁之中，还有两层像网络一样的神经。

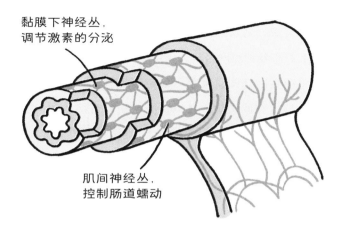

黏膜下神经丛，
调节激素的分泌

肌间神经丛，
控制肠道蠕动

　　我们可以把肠道想象成一根管子——食物通过的管子。管壁的最内侧是黏膜层，黏膜上覆盖了一层神经网络。

　　黏膜的外面由一层肌肉包裹，这层肌肉上也覆盖着一层神经网络，再外面又是一层肌肉。

　　黏膜上覆盖的神经网络叫作黏膜下神经丛，是单纯由副交感神经构成的神经丛，主要负责调节激素等生理活性物质的分泌，分布于小肠和大肠。

　　分布在两层肌肉之间的神经网络叫作肌间神经丛。肌间神经丛由交感神经和副交感神经共同构成，负责调节肌肉的紧张与松弛，控制肠道蠕动。它们分布于食管、胃、小肠、大肠，甚至肛门括约肌中也有肌间神经丛的存在。

以上两种神经网络，合称为肠道神经。

也就是说，之所以肠道的运动受自主神经的驱动，是因为肠道上遍布着神经网络。

通过前页的插图，大家可以清晰地看到，自主神经的网络严密地覆盖在肠道中，所以，肠道蠕动直接受到自主神经的影响。

生活习惯中最重要的时刻是 "睡前"和"起床后"

前面着重讲了调整自主神经对激发肠道活力的重要性，不知大家是否已经理解。下面就为大家介绍几个在日常生活中可以轻松实践的小妙招。

● 沐浴在晨光中深呼吸＆轻度
　运动

早晨，让身体沐浴在晨光中，可以打开脑内血清素的分泌开关。这样一来，我们的身体和精神都能从睡眠

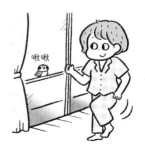

啾啾

状态彻底清醒过来，还有助于促进早晨的肠道大蠕动。另外，在晨光中做几组深呼吸，尽量拉长呼气的时间，可以让副交感神经处于优势地位，从而促进肠道蠕动。如果还能辅以轻松的运动（见第174页）就更加完美了。

　　有条件的朋友，早晨可以在家附近进行轻快的散步。散步是有氧运动，刚开始的时候交感神经处于优势地位，但持续一段时间后，副交感神经就会占据优势地位。没有条件散步的朋友，起床后可以拉开窗帘，在床边沐浴着晨光原地踏步5分钟，也是不错的运动。早晨赶地铁上班的朋友，我推荐您提前一站下车，然后走路去公司，通勤锻炼两不误。

● 细嚼慢咽吃早饭

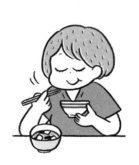

　　早晨起床之后，距离昨天吃晚饭已经超过8小时，胃里基本上空了，这时如果有食物进入胃里，就会引起大蠕动。所以，与不吃早饭相比，吃早饭更能促进排便。另外，咀嚼食物的动作也是调整自主神经的有效活动，所以早饭一定要细嚼慢咽，借此来调整自己的自主神经。我知道有不少朋友因为忙碌不吃早饭，而其中不少人受到便秘的困扰。我建议这些朋友把早饭吃起来，哪怕只吃点水果、喝点酸奶，也可以促进肠胃蠕动，有助于排便。

用适当的水温泡澡

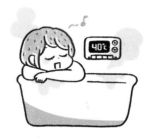

现代人紧张的生活节奏，让很多人没有空闲来泡澡，基本上冲个淋浴就算洗澡了，但我建议大家尽量给自己创造泡澡的机会。泡澡，通过物理的方法给身体加温，消除疲劳的效果非常好，精神也能得到放松，从而让副交感神经兴奋起来，处于优势地位。

另外，泡澡使体温适度升高后，出浴后体温会处于一个慢慢下降的过程。在体温下降的过程中，人更容易入睡。而睡眠质量高，又会让副交感神经一直处于优势地位，这样一来，我们在睡眠中肠道也能保持蠕动。身体进入一种良性循环状态。

要想通过泡澡来放松身心、激活副交感神经，水的温度控制在 37～39 ℃为宜，泡 10 分钟以上最好。如果您觉得这个温度不够高的话，可以适当提高水温，但最好不要超过 40 ℃。泡澡水温一旦超过 42 ℃，交感神经就会兴奋起来，反而无法让我们放松下来。所以，泡澡水温并不是越高越好。

晚上 10 点之后，就不宜暴露在强光之下

人在强光的照射下，交感神经处于优势地位，大脑就会

保持兴奋状态。夜晚，如果交感神经还处于优势地位的话，人就不容易入睡，即使睡着也难以进入深度睡眠。因为睡眠时长和质量与肠道蠕动息息相关，所以我们应该尽量争取快速入睡，并保证良好的睡眠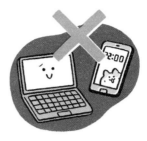质量。为此，晚上最好不要暴露在强光之下。

　　随着科技的发展，现代人工作中已经离不开各种屏幕，比如电脑屏幕、手机屏幕等。夜晚还在家里加班的人，就暴露在屏幕的强光之下。即使上床准备睡觉了，还有很多朋友要抱着手机玩一会儿，有时甚至不知不觉玩到很晚。这是非常不健康的生活习惯。

　　从傍晚到夜间，是副交感神经自然进入优势地位的时间段。在这个时间段内，家里最好使用间接照明等较弱的照明方式。尤其是晚上 10 点之后，就尽可能不要再看电脑屏幕和手机屏幕了，这样才能防止再次激活交感神经，而让副交感神经处于优势地位，让我们保持放松状态，为入睡做好准备。

让脑、自主神经和肠道
协同工作非常重要

前面为大家介绍了自主神经的重要性，以及让自主神经保持良好状态的几种方法。实际上，让肠道保持良好状态，对于自主神经也能起到有益的作用。

为此，有一个关键词大家需要了解，那就是"脑–肠轴"。

我们的脑和肠道会相互传递信息。而且，脑和肠道之间并不是所谓"心电感应"之类的虚拟连接，而是实实在在的物理连接。

因为包裹着肠道的肠道神经中的神经细胞，就是自主神经的末端部分。

自主神经从脑出发，通过背部很粗的中枢神经——脊髓，分出交感神经和副交感神经，然后分别通向身体的各个器官。

自主神经和小肠、大肠都相连，最终就像前面插图中介绍的那样，神经以网络的形式将肠道包裹起来。

肠道中的两种神经，会根据当时肠道的环境促进或抑制肠道蠕动，促进或抑制血清素等激素以及其他生理活性物质的分泌。

根据神经的指令，肠道分泌的激素或其他生理活性物质会随着血液循环流到身体各处，有些可以直达脑部，有些则直接刺激肠道神经中的自主神经，再由自主神经向脑部传递信号。

脑和肠道就是这样相互传递信息，从而协调肠道的运转和脑部的工作。

从科学角度解开脑和肠道联动工作的原理，其实还是最近几年的事情。

这种脑和肠道的联动系统被称为脑-肠轴。由此也可以看出肠道运转的不可思议之处，以及它对全身的影响力之大，远超我们以前的认知。

举例来说，当我们遇到烦心的事情，大脑感觉压力很大的时候，这个信号会传达到肠道，从而引起肚子不舒服。反过来也会产生类似的影响，比如肠道中有害菌引发感染，导致肚子不舒服，这个信息也会传达到大脑，令我们的情绪变得不稳定。

以前，当人肚子不舒服的时候，医生就会给他开治疗肠胃的药物；当人出现抑郁情绪等精神问题时，医生就会给他开抗抑郁的药物。这就是所谓的"头痛医头，脚痛医脚"。

但是，近年来随着科学界发现了脑－肠轴的运作系统之后，医生治疗的选项也增多了。因为对肠道的治疗可能影响脑部，而对脑部的治疗也会影响肠道。

肠道健康，脑也会健康。肠道不调，脑也联动地出问题。

肠道健康如此重要，所以我建议大家随时留意自己的肠道状况，过有益于肠道健康的生活。

人体的其他器官和肌肉，基本上是通过运动神经来传达脑或脊髓的命令。

但是肠道不一样，即使没有脑的命令，肠道也会自行决定该怎么运转，也可以通过和脑进行联络之后决定运转方式。

为什么会这样呢？因为肠道集中着大量的神经细胞。其数量可达 1 亿个，是全身神经细胞第二多的器官，仅次于脑。

所以，**肠道也被称为"第二脑"**。

肠道和其他器官最大的不同在于，根据实时的肠道环境，肠道可以选择接受脑的控制，也可以选择不接受脑的控制而自行决定如何运转。我们全身各个器官中，只有肠道能受到这种特殊对待。我认为，这一事实也从侧面证明了肠道对于人体的重要性。

睡眠负债，
会打乱肠道的运转节奏

睡眠，能对肠道蠕动带来很大的影响。

一天之中，从傍晚到深夜，是副交感神经处于优势地位的时间段。也就是说，我们在睡眠当中，基本上是副交感神经处于优势地位的状态，肠道蠕动在这种状态下可以被激活，从而使胃肠的整个消化、吸收流程得以顺利进行。不用多说，这一定有助于第二天早晨的排便。这才是理想的良性循环。

由此可见，夜间充足、高质量的睡眠，是肠道正常工作的重要保证。

但是，如果脑处于较重的精神压力之下，到了晚上我们依然处于交感神经兴奋的状态，结果会怎样呢？因为自主神经的紊乱，让我们难以入眠，即使入睡也是浅睡眠。这样一来，肠道蠕动无法正常进行，第二天早晨肯定没有排便的意愿。长此以往，估计大家已经想到了结局，那就是便秘！

另外，即使没有强大的外在精神压力，人自愿加班到深夜，或者躺在床上看手机看到很晚的话，也会持续造成慢性睡眠不足状态，同样会给自主神经带来恶劣的影响。

为什么这么说？因为长期睡眠不足的话，人体内的稳态（与外部环境无关，使体温、血糖、体液等状态保持恒定的机能）就会紊乱、崩溃。

自主神经的正常运转是内稳态正常运转的前提和保证。原本应该睡觉的时候，还要强迫自己保持清醒，让交感神经处于优势地位，自主神经自然就紊乱了。结果，睡眠质量低下，导致肠道蠕动变弱，又使吃饭、排便的流程停滞。

消化器官出现不调的患者，基本上都存在睡眠不足的问题。

所以，睡眠质量好和排便通畅是直接相关的。

我认为，在现代社会生活中，想要完全避开来自外界的精神压力是不现实的，所以我们应该尽可能找到适合自己的放松的方法。但有一点要特别注意，千万不要依赖饮食来消除压力。现实中很多朋友用酒精或甜品让自己放松，但这些不健康的饮食反而会给肠胃造成负担，时间一长，人的身心会越来越弱。

另外，千万不要熬夜，长期处于慢性睡眠不足的状态，对肠道乃至整个身心都会带来灾难性的打击。

便秘的根本原因
在于交感神经
处于优势地位!

肠活

生活

4

如何治疗便秘、
腹泻?

膳食纤维 肠道蠕动
二者齐备的时候，才能顺畅地排便

大家似懂非懂的
吃饭、排便原理

作为"第二脑"，肠道对于我们身体、精神的双重健康都发挥着至关重要的作用。前面介绍过，在肠道发挥作用的过程中，短链脂肪酸不可或缺。

便秘、腹泻，是日常生活中最常见的健康烦恼。在本章中，我就和大家讲讲有关便秘、腹泻的方方面面，以及解决这些问题的办法。

我们先来回顾一下消化、吸收、排泄的基本运作原理。

我们吃进肚子里的食物，会在肠胃蠕动的作用下，在消化道内移动。首先，我们在嘴里把食物嚼碎，然后经过食管进入胃里。在胃里，食物变成粥状，即食糜，随后被送到小肠里。从食物进入胃里到被送到小肠，需要 2～3 小时。食糜通过小肠的时间为 5～9 小时，随后通过大肠需 12～20 小时。也就是说，从吃下食物，到食物变成大便排出体外，需要 12～24 小时。但根据个人体质的差异，这个过程有的人需要 48～72 小时。

食物进入人体消化道后，逐渐被分解得越来越小。并且，会被按照营养的类别分成"需要的物质"和"不需要的物质"。"需要的物质"会按照顺序被吸收进入人体，而"不需要的物质"则会被不停地向肛门的方向传送，以便最终排出体外。

食物进入主要消化器官的顺序是：胃→小肠→大肠。小肠用专业术语来讲，被分成两部分，上部分叫空肠，下部分叫回肠。

在我们体内，将食物分解、消化，并将其中的营养物质吸收的主要场所就是小肠。小肠的总长度有 6～7 米。

为了维持生命，人体必不可少的 3 大营养物质是碳水化合物、蛋白质和脂肪。接下来我就以这 3 种营养物质为例，分别介绍它们被消化、吸收的过程。

大米饭、面包、面条、薯类等主食的主要成分是碳水化合物，它们主要由糖和膳食纤维构成。糖是驱动我们身体的能量之源，也是驱动大脑的重要能量源。

以大米饭为例，当我们在嘴里咀嚼大米饭的时候，唾液会首先对其中的碳水化合物进行分解。当嚼碎的大米饭进入胃里之后，会被分解得更小，直到变成葡萄糖。葡萄糖在经过十二指肠的时候会被吸收一部分，但大部分是在小肠被吸收的。尤其是空肠吸收得最多。我们吸收葡萄糖获得能量，然后才有体力和精神维持生命活动。

顺便说明一下，膳食纤维是无法被人体分解的，即使它们和消化酶混在一起，依然无法被分解。它们会保持原样通过小肠，被送到大肠。

那么，吃下去的肉又会是什么情况呢？肉，主要是由蛋白质和脂肪构成（也含有维生素、矿物质、膳食纤维等，但含量很少，所以肉被看作是蛋白质和脂肪的代表）。

我们身上的肌肉、皮肤、毛发以及脑中的神经细胞等都主要是由蛋白质构成的，所以说蛋白质是构筑人体的重要原材料。

我们吃下去的蛋白质，在胃里进行第一阶段的分解。进入十二指肠后，会被进一步分解成容易吸收的氨基酸形式。当氨基酸进入空肠的时候，才会慢慢被身体吸收。

顺便说一下，除了家畜肉类的蛋白质，像鱼、蛋、奶等的动物性蛋白质,以及大豆等植物性蛋白质,都遵循蛋白质的消化流程,基本上在空肠完成吸收。

肉类所含的另外一种营养素是脂肪,那么人体吸收脂肪的流程是什么样的呢?

脂肪是制造细胞膜、激素的重要原料。另外,我们摄入的脂肪还会以皮下脂肪的形式保护我们的躯干、内脏,皮下脂肪对于维持体温也有重要作用。虽说摄入太多脂肪会引起身体的肥胖,但不得不承认,脂肪是人体必不可少的营养物质。

有一句俗话叫"油水不相容",从物理学的角度来说,脂肪和水也是难以融合的。人体容易吸收水分,但吸收脂肪就需要多花些时间了。脂肪在胃里待的时间比碳水化合物、蛋白质都要长。所以,吃油水大的食物更"经饿"。

脂肪在胃里会经过一定程度的分解,但到了十二指肠中,才能变成容易被人体吸收的形态。在这里,脂肪被分解成容易溶于水的形态,然后被送到小肠中,并在空肠被吸收。

不管什么营养物质,基本上都是在胃里被分解成小块。其中,蛋白质和脂肪进入十二指肠后,才能在消化酶的作用下变成容易被吸收的形态,然后进入空肠,在这里被肠黏膜吸收。

也就是说，如果我们吃得太多的话，把食物变成容易吸收的形态就需要花很长的时间，而且需要大量的消化酶。如果饭后感觉很撑，或胃部出现垂坠感，就说明消化流程出现了问题，身体在向我们发报警信号。而且，吃得太多还会影响胃肠的蠕动，要知道，胃肠蠕动是消化器官保持健康、消化流程顺利进行的保障，因此，我建议大家平时要有意识地控制饮食，每餐只吃八分饱就可以了。

　　还有的时候，即使我们不饿也会因为嘴馋而把手伸向零食、点心等，其实这样对肠胃非常不好。如果我们随时吃东西的话，为了消化、吸收这些食物，胃肠就不得不持续运转。没有休息的时间，它们也会感到疲惫，时间长了也会罢工。

不同营养物质的消化、吸收流程

口	食管	胃	十二指肠	小肠	大肠
		2～3小时		5～9小时	12～20小时
碳水化合物（米饭、面包、面条、薯类等）				葡萄糖 在小肠（空肠）被吸收	
蛋白质（肉、鱼、豆类等）				氨基酸 在小肠（空肠）被吸收	
脂肪（肥肉、油）				脂肪酸、甘油 在小肠（空肠）被吸收	
维生素、矿物质、铁				在十二指肠、小肠（空肠、回肠）被吸收	
膳食纤维					短链脂肪酸 在大肠被吸收
水、钠、钾					在大肠被吸收

吃进去的肉基本全部被吸收，
而不会变成大便?!

　　我了解的很多朋友对肉都有这样一个概念，他们认为吃进肚子里的肉，会有 2/3 左右被人体消化、吸收，剩下的 1/3 则以食物残渣的形式排出体外。您是不是也有类似的想法?

　　在这里，请您先回忆一下前面我讲过的食物消化、吸收流程。肉的主要成分是蛋白质和脂肪。因此也就是说，当我们吃下肉之后，它们几乎会被完全消化、吸收。

　　可能有朋友会吃惊地发问："什么?! 肉会被完全消化、吸收?"答案是肯定的。所以，当您吃肉的时候，心中一定要有所觉悟——这块肉将被我的身体完全吸收!

肉的构成物质——蛋白质、脂肪——都是人体必需的营养物质，而吃下的肉几乎能被人体完全消化、吸收，从这个角度说，肉是一种完全不会浪费的食物。

因为吃肉剩余的残渣非常少，所以拿肉食动物和草食动物的粪便做对比，我们可以发现，肉食动物整体的粪便量要少一些，而且粪便的硬度要更大一些。

另外，肉中是含有血管和韧带等组织的，这些组织中含有铁等矿物质、维生素以及胶原蛋白等纤维状蛋白质，不过总体含量还是比较微小的。

人体所需的矿物质、维生素等是由小肠上部，即空肠吸收的。

那胶原蛋白的结果会怎样呢？吃进去的胶原蛋白大约有75%会被排出体外。尤其是女性朋友特别在意胶原蛋白，因为在以往的美容宣传中，都说吃胶原蛋白对皮肤有好处。听我说胶原蛋白有75%无法被身体吸收，可能很多朋友会大失所望。但为什么会这样呢？因为胶原蛋白只有被分解成肽或氨基酸才能被人体吸收，没被分解的胶原蛋白最终只能排出体外。

也就是说，即使我们摄入大量富含胶原蛋白的食物，最终被身体吸收的胶原蛋白也只有其中一小部分。而且，胶原蛋白即使被吸收，也不能保证最终到达皮肤组织。

不过，胶原蛋白含有丰富的蛋白质和铁。所以吃胶原蛋白对人体健康也不是完全没有意义的。

要想保持紧致、滑嫩的皮肤，我建议大家不要极端大量地摄入胶原蛋白，而应该保持膳食的平衡，除了主食、肉类，还要注意蔬菜、水果的补充。

肠道健康不可或缺的膳食纤维，并不能变成身体的营养

接下来该讲讲蔬菜了，蔬菜在我们体内是怎样被消化、吸收的呢?

蔬菜是一个统称，具体种类可就太多了。而且不同蔬菜所含成分也大不相同，有的蔬菜还含有碳水化合物和蛋白质。在这里，我们姑且把蔬菜整体当作一种富含维生素、矿物质和膳食纤维的食物来看待。除了碳水化合物、蛋白质、脂肪这三大营养物质，维生素、矿物质、膳食纤维也是维持人体正常运转的必要成分。

维生素、矿物质虽然不能成为驱动人体运转的直接能量来源，但充当着三大营养物质之间的润滑剂的角色，而且还是制造骨骼、血液的重要成分。

　　我们常听说，多吃蔬菜对身体好，多吃蔬菜才能健康长寿，背后的道理就是因为蔬菜富含维生素、矿物质和膳食纤维。所以我们不能只吃碳水化合物或肉，还必须摄入足够的蔬菜。

　　维生素、矿物质等，主要在空肠被吸收。

　　蔬菜进入胃里，在胃蠕动的作用下被分解成小块，这个过程和三大营养物质相同。但随后进入十二指肠和空肠时，大部分维生素和矿物质会被吸收掉，而维生素 B_{12} 则是在后面的回肠部位被吸收。

　　蔬菜的另外一种成分是膳食纤维。大家一直把膳食纤维当作"缓解便秘的救世主"，所以我相信很多朋友平时会有意识地多吃蔬菜。但是您知道吗？其实膳食纤维是无法被人体吸收的。

　　膳食纤维的定义是，人体消化酶无法消化的食物中"难消化性成分"的总称。（日本膳食纤维学会的定义）

　　所以，膳食纤维进入人体后，从胃、十二指肠到小肠，都无法被消化、吸收，最后被送到了大肠，直至排出体外。

"什么？没法被我们吸收？那就是无用的东西了？"可能有朋友会这样想。

但是，要保持身体的健康，特别是肠道健康，膳食纤维是最为重要的成分。原因就是前面我反复强调过的，膳食纤维是肠道有益菌最好的食物。

而且，有益菌制造的短链脂肪酸能给我们的身体带来很多好处。所以，我们摄入的膳食纤维，喂养了肠道有益菌，肠道有益菌制造的短链脂肪酸又滋养了我们的身体。可见，膳食纤维虽然不能直接成为人体的营养，却间接地帮我们维持了健康。

我们身体里有一个非常了不起的工厂，那便是我们的消化器官。我们用嘴吃进去的食物，首先要从物理上加工成小块，以便消化。遇到无法物理粉碎的食物，消化器官就会使用化学方法，分泌出某种液体对食物进行化学分解。如果一种食物不溶于水，消化器官又会分泌某种成分，先让其变成易溶于水的物质。待其溶于水后再对其进行消化分解。

这座工厂如果没有任何故障，可以正常、顺畅地运转的话，我们就可以通过吃饭吸收需要的营养，并把不需要的物质以尿、粪便的形式排出体外。这就是吃饭、排便的完美流程。

所以，我们每天都要维护这座工厂，保证其正常运转，因为这是身体保持健康的基础。

对身体非常重要的营养成分，是按顺序被吸收的?!

碳水化合物、蛋白质、脂肪这三大营养成分，主要是在空肠被吸收的。

空肠前面的十二指肠会吸收少量葡萄糖，但大部分营养物质都是在空肠被吸收的。

另外，维生素、矿物质也是大部分在空肠被吸收，剩余一点在后面的回肠被吸收。

那么，大肠只负责制造大便而不吸收任何营养物质吗？其实也不是。大肠会吸收一些钠、钾等电解质和水。

于是，我在思考一个问题，消化道吸收营养物质的顺序，对人体来说是不是一个非常重要的顺序呢？目前这只是我个人的猜想，还没有得到科学的证实。

我来举个例子。

因为病变，通过手术切除了空肠的患者，会出现显著的营养不良。这样的患者必须通过其他方式人工供给营养，才能维持正常生命。

但是，如果是切除了回肠的患者，就不会出现如此显著的营养不良状况（不过，由于没有回肠就无法吸收铁、维生素 B_{12}，患者会出现贫血等其他健康问题）。

由此可见，我猜测人体消化器官的结构是首先保证碳水化合物、蛋白质、脂肪这三大营养物质的吸收。

顺便讲一下，各种营养物质分别是以什么样的形式被人体吸收的呢？

简单地说，各种营养物质是从小肠内壁黏膜的绒毛上，在渗透压的作用下，自动进入血管、淋巴管的。

而且，在营养物质被吸收的过程中，肠道蠕动发挥着重要作用。

小肠的蠕动，使营养物质与消化酶均匀地混合在一起，

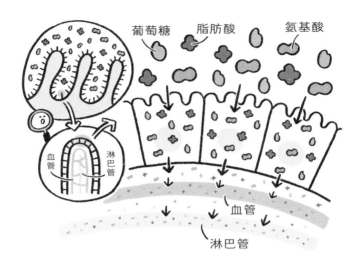

变成更容易吸收的形式，也增加了营养物质与小肠黏膜接触的机会。

甚至可以说，如果肠道不蠕动的话，消化、吸收就难以正常进行。

大便的成分是
"膳食纤维 + 肠道细菌尸体"

在吃饭、排便的整个流程中,最后一环是排便。在前面的流程中,即使人体能够很好地消化、吸收各种营养物质,但如果最后一环排便做不好的话,也算不上一个健康的身体。

我们先来回顾一下有关大便的基本知识。

首先,制造大便的器官是大肠,即小肠后面的那段肠道。

大肠开始于我们腹部的右下方,然后以肚脐为中心,盘踞成一个大问号的形状。大肠的总长为 1.5~2 米。

那么,在大肠当中是如何制造大便的呢? 在之前的肠道中，没被消化、吸收的膳食纤维、水以及肠道细菌的尸体在大肠中逐渐混合在一起，并硬化成为大便。当然，有的时候大便中也会混入少量活着的肠道细菌。

细心的朋友可能已经发现了，在制造大便的过程中，膳食纤维非常活跃。

简单地说，膳食纤维不停地把肠道细菌的尸体附着在自己身上，从而形成大便。换一个角度看，如果没有膳食纤维的话，大便不容易形成固体形态。

由此可见，虽然膳食纤维无法被我们的身体消化、吸收，但它绝对不是没用的东西。想要激活肠道，有意识地多摄取膳食纤维具有多种复合意义。

按照上述流程制造出来的大便，随着肠道蠕动的力量顺畅地向肛门方向移动。当大便进入直肠后，直肠会向大脑发出信号："大便要出来了哟！"然后我们就感觉到了便意。

膳食纤维和肠道蠕动二者齐备的时候，我们才能顺畅地排便。

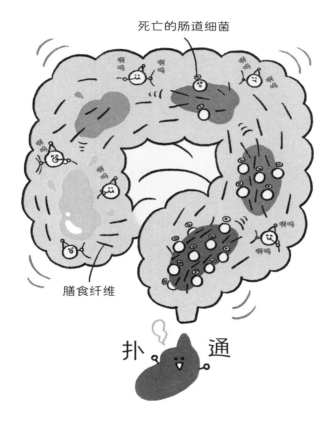

死亡的肠道细菌

膳食纤维

扑通

能拉出一坨很大的便便，说明我们摄入了足够的膳食纤维，肠道内也有很多的肠道细菌。

要想早晨畅快地排便，大蠕动必不可少，如何才能引发大蠕动呢？

在大肠中制造的大便，进入直肠后我们就会感觉到便意。

不过，前面一直在讲的普通肠道蠕动还没法起到激发便意的作用。要想把大便强力推入直肠，并激发便意，需要特别有力的肠道蠕动，我将其称为大蠕动。

大蠕动不同于普通的肠道蠕动，是强力催促排便的肠道运动，比普通肠道蠕动的幅度更大、推动大便运动的速度更快。据说，大蠕动的运动速度是普通肠道蠕动的 200 倍。

一旦引发大蠕动，基本上就确定要排便了。

　　饱受便秘困扰的朋友，只要肠道发生大蠕动，就能完美解决问题了。

　　但是，一天当中，肠道大蠕动只会发生有限的几次。而且，引发大蠕动还需要满足一定的条件，那就是胃和小肠必须是空的。

　　只有当胃和小肠里没有食物的时候，我们再吃食物时（食物进入胃里）才会引发胃－结肠反射，从而发生大蠕动。

　　要想将胃和小肠清空，不进食的时间至少要有 8 小时。因此，白天不会发生肠道大蠕动，因为早、中、晚饭三餐的间隔不会超过 8 小时。但晚饭和第二天早饭之间能够确保 8 小时的间隔，因为我们要睡觉。这也是为什么早晨我们一吃早餐，就容易出现便意的原因。因为空腹进餐，引发胃－结肠反射，造成大蠕动，于是便意就来了。

　　所以，晚餐我们不能吃得太晚，尽量留出足够的时间清空胃和小肠。另外，早晨不吃早饭的话，也不容易激发胃－结肠反射，也就不容易发生肠道大蠕动。

　　不过，早晨即使不吃早饭，也有一些方法可以刺激便意，有的朋友在日常生活中就建立了自己的条件反射。比如起床后喝一杯凉开水，马上就会有便意；早晨喝一杯咖啡后，上厕所排得很顺畅；等等。大家也可以效仿此法，早晨给自己的生活安排固定的程序，经过某个固定的活动后，条件反射地产生便意。

另外，也有的朋友早晨一起床，还没吃早饭，第一件事就是上厕所排大便。

　　没吃早饭，没有引起胃－结肠反射就能排便，可能是由于副交感神经（见第105页）受到过度刺激引起的。这虽然不是什么严重问题，但也不是正常情况。

　　对于不容易引发大蠕动的朋友来说，首先应该在晚饭和第二天早饭之间留够8小时以上的时间，从而保证清空胃和小肠。其次是一定要吃早饭。

　　普通的肠道蠕动，让胃、十二指肠、小肠可以正常地分解、消化食物，充分地吸收各种营养物质，同样地，普通肠道蠕动，让剩余的营养物质在大肠中被吸收。剩余的食物残渣则被制造成大便，一点点向肛门方向移动，最后引发大蠕动，将大便排出体外。整个流程保持顺畅的话，吃饭、排便就能保持正常。

　　从这个过程我们可以看出，要想激发肠道活力，有意识地促进肠道蠕动非常重要。

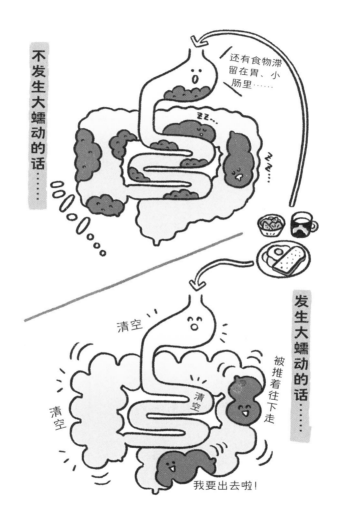

尽量把吃晚饭的时间提前，而且不要过量饮食。清空胃和小肠，是第二天早晨引发大蠕动的关键。

便秘的根本原因
在于交感神经处于优势地位

前面介绍了我们身体中每天都要进行的吃饭、排便的流程和原理，接下来我们就要进入正题了。

下面我将各种肠道问题分别进行讲解，包括原因和对策。

便秘和腹泻是朋友们常见的肠道问题，在吃饭、排便的流程中，它们都属于排便方面的问题。

下面我先从便秘开始讲起。

对于便秘，我们头脑中都有个大体的概念，但实际上，医学界对便秘的定义是多种多样的。例如：日本内科学会对便秘的定义是，3日以上未排大便的状态，或者虽然每天都有排大便但排便后感觉没有排空；《慢性便秘诊疗指导方针2017》将便秘定义为，排便量不足或者排便不畅的状态。

有的定义规定了未排便的具体天数，有的把每天排便但排的量不够也算作便秘。由此可见，有的朋友即使每天都排大便，也不能掉以轻心，如果排的量不够，或者排得不顺畅，也有可能是便秘。

我认为，判断便秘最重要的是个人感觉，如果排便后有"啊！拉出来了，真舒服！"的畅快感，那就问题不大。即使两三天排一次大便，但每次都感觉舒服、畅快，我认为这也不算是便秘；反之，如果每天都能排便，但每次的大便都很硬而且排得很困难，毫无畅快淋漓的感觉，那也算便秘的一种。

一日三餐都能按时、按量摄取的人，1～2天排一次大便是比较理想的状态。

那么，便秘究竟是怎么形成的呢？

有便秘烦恼的朋友可能会说："我知道，是因为我很少吃蔬菜。"或者："因为我运动不够吧。"

制造大便的材料——膳食纤维主要来自蔬菜，如果摄入的蔬菜太少，或者运动不足的话，确实会引起便秘。但是，在这两个原因之上还有更大的原因，那就是我们身体里的某种物理变化。

这个物理变化是指大肠的蠕动变慢或者变弱，蠕动强度不足。

而且，肠道蠕动变得不活跃，背后的原因是交感神经处于优势地位。所以，便秘其实和自主神经存在直接联系。

即使是长期便秘的朋友，也很少有人小肠出问题，他们的小肠吸收营养的能力基本上都正常。问题主要出在大肠。

如果大肠蠕动速度变慢，或者强度不够，蠕动的力量不足以把大便向后推，结果可想而知，就是大便长时间滞留在大肠中。

理想状态的大便，水分含量应该在 70%～80%。前面讲过，大肠的一个功能就是吸收水分，所以，大便滞留在大肠中的时间越长，就会有越多的水分被大肠吸收。结果，大便就会变得很干燥、很坚硬，从而更难排出。

肠道蠕动，有点像水泵的挤压运动，是由肠道肌肉承担的。所以，肠道肌肉力量薄弱的人（女性肠道肌肉力量有弱于男性的倾向），以及肠道肌肉松弛的老年人，更容易发生便秘。因为大便滞留在大肠中的时间长，变得又干又硬，不容易排出。

另外，女性在临近经期的时候，雌激素（孕酮）分泌量增加。而孕酮可以抑制肠道蠕动，促进水分吸收，所以不少平时不便秘的女性朋友在临近经期的时候会发出这样的感叹——平时不便秘的，怎么这几天排便有点困难呢？

肠道蠕动减弱，加上滞留在大肠中大便的水分被过度吸收，这两点是造成便秘的物理原因。

由此我们再次发现，肠道蠕动对人体健康是多么重要。

便秘有时会引起
腰痛、头痛

便秘并不是排便困难那么简单，它还可能引发多种身体不适。以前，很多朋友在感到某些身体不适时，估计不会想到和便秘有关系。但读了这本书之后，如果您再次感到某些不适，可以先留意一下自己近期的排便情况。

● 食欲不振

如果肠道蠕动减弱的话，消化食物自然要花更长的时间，食物在肠道中滞留的时间自然也就延长了。所以，有的时候虽然胃里已经空了，而且人也能感到肚子是空的，但因为肠道中还有食物尚未消化，因此并不想吃东西。换句话说，就是没有食欲。

如果食物在肠道中移动缓慢，滞留时间很长，那么肠道细菌就会利用这些食物制造出不良气体，从而造成腹胀，同样会让人不想吃东西。

肠道蠕动减弱，食物长时间滞留在肠道内，不仅肠道会努力进行消化，胃也会加油工作，分泌大量的胃酸。胃酸分泌过多，不仅可能引起胃部炎症，还会引起恶心、反酸等症状。这种情况下人当然也不会有食欲。

食物长时间滞留在肠道里，是食欲不振的一个物理原因。根据脑－肠轴的原理，精神层面的原因可以和肠道蠕动减弱的物理原因相互产生影响，使人更加没有食欲。

精神层面遭受打击，没有胃口→不吃东西，肠道环境发生改变→自主神经无法正常运转→肠道蠕动变得更弱……最终陷入了食欲不振和便秘的恶性循环。

● 腰痛

表面上看，腰痛和肠道不适、便秘似乎搭不上关系。但实际上，有时候肠道的疼痛会被我们认为是腰部的疼痛。在我们的肚子里，大肠的位置比较接近腰部的中央。所以，便秘状态下大肠中滞留的坚硬大便会引起大肠部位的不适感。对于这种不适感的感知，有时我们会以为是腰痛或腰沉。

另外，大肠中坚硬的宿便还可能引起大肠炎症，大肠炎症造成的疼痛也可能被我们误认为是腰痛。当人突然感觉到剧烈的腰痛，又检查不出其他原因的时候，我建议去消化外科检查一下，说不定是肠道发生了病变。

● 头痛

消化器官出现问题，也可能引发头痛。但消化器官问题引起的头痛，一般不会是剧烈的头痛，而是像头沉那种隐隐的痛。

长期持续的便秘，落在谁身上都不是一件开心的事，闷闷不乐、心情沉重才是正常的反应。另外，便秘状态下肠道蠕动不可能正常，因此血清素的分泌势必减少，结果使人睡眠质量下降。大家可能都有体会，睡不好觉第二天很容易头痛。

所以，遇到原因不明的头痛时，可以留意一下自己的肠道状况。

紧张、精神压力大也会引起便秘，这是脑和肠道交换情报后造成的结果

便秘的一个重要原因是肠道蠕动弱，肠道蠕动弱说明交感神经处于优势地位，而副交感神经无法正常工作。可是，为什么交感神经会一直处于优势地位呢？

这个问题的原因有很多，但正因为我们的身体存在脑－肠轴的机制，才让交感神经长时间处于优势地位成为可能。

当人感受到强烈的精神压力时，交感神经就会兴奋起来，处于优势地位，从而让我们的身体紧张起来，以便随时准备

战斗。这是一种自我保护的机制。

比如，在公司被上司批评了，看不惯的同事每天不得不见面，在家里和家人闹了别扭……这些事情都会给人带来精神压力，使交感神经兴奋起来。这时，肠道神经中的交感神经也获得了情报，它们也兴奋了起来，于是就抑制了肠道蠕动，使之变弱了。

所以，要想消除便秘，关键就在于如何激活副交感神经，让它们打败交感神经，占上优势地位。因为副交感神经是促进肠道蠕动的自主神经。

顺便说一下，肠道蠕动是靠肠壁肌肉发动的，但是，肠壁肌肉的强度和腹肌的强度没有直接关系。有人以为只要把腹肌练强，最好练出八块腹肌，就能增强肠道蠕动的力度。我不得不非常遗憾地告诉这些朋友，腹肌的强度和肠道蠕动关系不大，因为说到底肠道蠕动的强度还是由自主神经控制的。

想要直接锻炼肠壁的肌肉，是非常困难的事情，毕竟肠道是藏在我们肚子里的。所以，要想促进肠道运动的话，最重要的还是想办法让自主神经不要紊乱，让交感神经和副交感神经可以正常切换。举个例子，让两顿饭的间隔保持在8小时以上，清空胃和小肠，然后再进食，引发大蠕动，就是非常有效的方法。

但我并不是说锻炼没用，其实运动本身对肠道也是有极大好处的。

另外，便秘的朋友中，很多也是因为肌肉力量不足，在排便时无法将大便挤出来。所以大家还是要有意识地锻炼肛门周围的肌肉。

促进肠道蠕动的运动方法和饮食，我将在第5章为大家详细介绍，备受便秘困扰的朋友可以尝试一下。

对肠道蠕动能力弱的人来说，摄入不溶性膳食纤维反而会起到反作用？

因为膳食纤维是制造大便的原材料之一，所以容易便秘的人应该多吃富含膳食纤维的食物。关于这样的说法，我想大家都已耳熟能详，并且有很多朋友对此深信不疑。

但是，如果不加分析就照搬实行的话，也许会给您带来意想不到的麻烦。

膳食纤维大体可以分为两种，分别是可以溶于水的可溶性膳食纤维和不能溶于水的不溶性膳食纤维。不可否认，这两种膳食纤维对消除便秘都有一定的作用，但很多朋友并不了解它们的区别，只是笼统地以为只要吃很多膳食纤维就能缓解便秘。说实话，这种想法多少有点危险。

我在本书的开头就推荐大家多吃可溶性膳食纤维。因为如果大量摄入不溶性膳食纤维的话，反而有可能使便秘恶化。

摄入不溶性膳食纤维会增加大便的量和体积。大便量和体积的增加，会刺激肠道蠕动，加速大便在肠道中的移动。

但是，肠道蠕动能力弱的人，都有肠壁比较薄的倾向。这样的朋友吃下太多不溶性膳食纤维的话，随着大便量和体积的增加，肠道势必会跟着膨胀，肠壁也会变得更薄。结果蠕动运动所必需的肠壁褶皱也消失了。

构成肠壁的肌肉，使肠道扩张的力量比较强，但让肠道从膨胀状态复原的力量就相对较弱了。

因此，原本肠道蠕动能力就比较弱的朋友，在吃下大量不溶性膳食纤维之后肠道蠕动就更弱了。量多且体积大的大便滞留在肠道中来不及被排出，而这时又要继续吃饭，结果导致肠道塞得越来越满，越来越膨胀。严重的情况下，甚至有可能引发肠梗阻。

所以，已经有便秘烦恼的朋友，在摄取膳食纤维的时候，我建议您还是优先考虑可溶性膳食纤维（见第 5 章）。

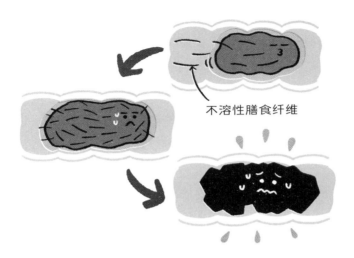

不溶性膳食纤维

　　尤其是富含不溶性膳食纤维的豆类食物，千万不能一次吃太多，一餐最多吃一小碗。

　　由此可见，在吃饭的时候，我们不仅要考虑食物的量，还要考虑食物的种类。只有全方位考虑周到，才能对肠胃起到完美的呵护作用。

顺畅排便的姿势

想必大家都看过罗丹的著名雕塑作品——《思想者》。有人说，以思想者那样身体略微前倾的姿势坐在马桶上，不用使劲儿就可以轻松排出大便。

从解剖学的角度说，身体略微前倾的坐姿，会让大肠的最后一部分——直肠保持笔直，所以更容易将大便排出来。

这样的说法确实有道理，但我认为并不适用于所有人。

还有不同的说法认为，坐在马桶上双臂上举做投降的姿势也有助于排大便。也有人说，坐在马桶上，与上半身前倾相比，稍微往后仰更有利于排便。他们的意思是，上半身前倾利于向外"推"大便，这样不行的话，可以上半身后仰，这

举手投降→《思想者》

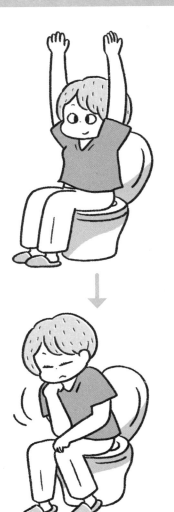

1 坐在马桶上，双臂上举与肩同宽，做投降的姿势。也可以将上半身稍微后仰，做一个拉伸的动作。同时缓慢呼吸4~5次。

2 接下来模仿罗丹著名雕塑《思想者》的姿势。上半身略微前倾，将单侧的肘关节支在单侧的膝盖上。同时缓慢呼吸4~5次。

样相当于把大便往外"拉"。

　　对于排便时"临门一脚"比较困难（有便意但排便困难）的朋友，我建议坐在马桶上先做举手投降的动作，以促进肠道蠕动，将大便送入直肠里，然后再学《思想者》的样子，上半身稍微前倾，就容易把大便排出来了。

宿便，
基本没有很黏的

我经常在减肥广告看到这样的宣传文案："解决宿便，就能瘦下来！"在日常诊疗工作中，我也常能听到患者的倾诉："我想解决宿便问题，同时改善粗糙的皮肤。"

听到"宿便"两个字，大家头脑会联想到怎样的大便状态？很多朋友想到的可能是"粘在大肠壁上，黏黏的大便"。而且，他们认为既然排出宿便就能减肥，那么宿便的量应该很大的。

但是，以我在临床现场看过的很多患者的肠道情况，我可以负责任地告诉大家，我从没见过哪个患者的大肠内粘着大量宿便的。

举个例子，我们在为患者进行大肠内窥镜检查之前，会先让患者服用泻药，以便将大肠清空。尽管如此，在实际检查的时候，还会发现患者大肠内壁的褶皱之间、憩室（肠壁局部突出，形成的袋状构造）中还会残留部分大便。

但这些残留的大便并不是黏性很强地粘在肠壁上的，只是没有排空的残留物，称不上宿便，而且几天之内就会被排出体外。

另外，我也没见过在肠道内滞留非常久的大便硬块。

在大肠中稍微变硬的大便，可能是因为排便时无法一次性排净，柔软的部分被排出，稍硬的部分被留了下来，而且在肠道内被吸收了水分，变得更硬。但在下次排便时，会被后面新的大便推出去，所以也不会在身体内滞留太长时间。例如，有的便秘患者1周才排1次大便，但他们肠道里的大便也不会滞留1周以上。因为新的大便会将前面的宿便推出去。如果排不干净，剩余的大便会成为宿便，等待下次排便时被后面的新大便推出去。

说到底，便秘就像第147页描述的那样，要么是排便之后没有畅快的清空感，要么是3天以上没有排便的状态。我们当然希望能够定期、顺畅地排便，但也请大家不用担心，即使是便秘患者也不会有大量的宿便长期滞留在大肠中。

腹泻分为小肠腹泻
和大肠腹泻两种

这次我们来聊聊腹泻。与便秘相比，腹泻与自主神经的关系要更复杂，三言两语很难讲清楚。

所谓腹泻，是指大便水分含量超过 80%，排便次数非常频繁的状态。

引起腹泻的原因多种多样。要说便秘主要是肠道蠕动变弱这种物理原因造成的，那么腹泻则主要是由细菌、病毒等异物入侵对肠黏膜造成刺激引发的。腹泻的目的也是为了把入侵的异物迅速排出体外。

不过，如果我们的大脑突然感受到强烈的精神压力，也可能引起剧烈的肠道蠕动，从而出现腹泻症状。

另外，酒精也会刺激肠黏膜，所以大量饮酒也有引起腹泻的可能。

还有一个鲜为人知的原因，就是女性收缩子宫和收缩肠道使用的是同一块肌肉，所以痛经比较严重的女性朋友，一般也有腹泻的倾向。

腹泻时，我们通常会说："哎呀，闹肚子了。"但我们并不知道也不在意到底是肚子的哪里出了问题。从医学的角度说，腹泻可以分为两种类型：一种是原因存在于小肠的小肠腹泻；另一种是原因存在于大肠的大肠腹泻。先判明患者腹泻的类型，是医生进一步开展治疗的关键。

首先，引起小肠腹泻的原因是随食物一起进入小肠的细菌、病毒所释放的毒素。这些毒素会在小肠中引发炎症。

毒素或炎症反应产生的物质，对小肠黏膜形成刺激。受到刺激的肠黏膜会分泌出大量的黏液。

其实，在平时的健康状况下，小肠每天会分泌 8~9 升的黏液。这些黏液进入大肠后，又会被吸收到体内。

但是，当小肠出问题的时候，黏液的分泌量会大大增加，黏液进入大肠后没办法被完全吸收，剩余的黏液就随大便一起被排出体外。朋友们可能都有体会，闹肚子时感觉自己排出的稀便大部分都是液体，其实其中大部分都是肠黏液。

另一方面，大肠腹泻中细菌性腹泻最多。

例如，O-157病原性大肠杆菌、伤寒沙门菌、霍乱弧菌等毒性很强的细菌进入大肠，破坏肠黏膜，使其无法吸收水分，就会出现腹泻症状。

有害菌破坏肠黏膜的时候，有时只是让肠黏膜的状态发生紊乱，有时则使其产生溃疡性病变。不管哪种情况，都会对肠黏膜造成损伤，伴随出血症状。

所以，当医生发现患者腹泻的时候出现血便的话，会优先考虑大肠性腹泻的可能性。

我认为，预防腹泻比缓解便秘更难。

首先，我们要从食物的种类和卫生方面多加注意，以防止细菌、病毒随食物一起进入体内，这也是最低限度的健康要求。即使不是细菌、病毒等致病性异物，哪怕只是和自己体质、肠道环境不适合的异物进入体内，同样有可能引起腹泻。

比如，乳糖不耐受的人吃了乳制品之后，就容易闹肚子。如果您不清楚自己对哪种食物不耐受，可以在日常生活中多留心观察。如果吃某种食物后经常闹肚子，那就可以去医院有针对性地检查一下，看自己是否对那种食物中的成分不耐受。

其次，如果胃的蠕动能力较弱，那么胃里的食物无法被分解成小块就被送进小肠里，从而引起消化不良。消化不良也可能引起腹泻。

所以，对肠胃比较弱的朋友来说，吃饭的时候一定要细嚼慢咽，在口腔中把食物嚼碎，就可以在一定程度上减轻肠胃消化的负担。

除了前面讲过的这些原因，其他一些情况也会造成便秘或腹泻。比如，第2章讲的肠道菌群比例的失衡也是原因之一，某些重大疾病可能并发便秘、腹泻，或者多种原因叠加在一起，也可能引起便秘、腹泻。

但从原因的角度分析，便秘、腹泻二者也有共通的地方。那就是当自主神经紊乱时，特别是交感神经一直处于优势地位，副交感神经无法替代交感神经占据优势地位的时候，既容易引起便秘，也可能造成腹泻。所以，长期受到便秘、腹泻交替困扰的朋友，首先应该做的就是调整生活习惯，让自主神经的运转恢复正常。

不管便秘还是腹泻，
都推荐用暖宝宝温暖肠道

不管是被便秘困扰，还是受腹泻折磨的朋友，我推荐你们一个简单的应对方法，那就是用暖宝宝温暖肠胃。

腹泻的时候，温暖肠道，可以抑制过度剧烈的肠道蠕动，也有缓解腹痛的效果。

因为长期便秘造成肚子硬邦邦、冷冰冰的时候，通过物理升温使肠道得到温暖，首先可以消除身心的紧张感，随后便可以让副交感神经占据优势地位，从而促进肠道蠕动。最终使便秘得到改善。

　　温暖身体究竟是抑制交感神经还是抑制副交感神经，不能一概而论，根据当时的身体状况、环境条件，温暖身体的作用是会发生改变的。基本上来说，身体越敏感的人，温暖身体的作用越大。

　　在实际临床工作中，对于自述腹痛的患者，不管是便秘还是腹泻，医生一般都会先给患者的腹部保暖加温。

　　近年来，随着夏季使用空调的频率增加，再加上冷饮的大行其道，很多朋友的身体都比较寒。尤其肠胃是很怕冷的部位，所以大家应该注意肠胃保暖，有必要的情况下，最好使用暖宝宝等加热装置温暖肠胃。

男女出现便秘、腹泻的比例不同，是因为自主神经的工作方式相反？

便秘、腹泻的发生率存在性别差异吗？

可能很多朋友的头脑中有一个粗略的印象认为，男性更容易腹泻，女性更容易便秘。

前面讲过，女性在经期来临之前，激素平衡会发生变化，容易引起便秘。可是，一旦经期开始，反而会有一些女性出现腹泻的倾向。

另外，酒精也是引起腹泻的原因之一，因此喜欢饮酒的人，不分男女都容易腹泻。

此外，还有其他因素影响便秘和腹泻。日本岐阜大学的志水泰武先生用老鼠进行实验得到的研究结果显示，由于自主神经的运作方式（神经传导物质的运作方式）不同，男女的排便模式存在一定差异。

通常情况下，副交感神经处于优势地位的时候，能促进肠道蠕动，容易顺畅排便。但有的时候也会出现完全相反的效果。

我们知道，多巴胺是一种"幸福激素"，但男性更容易分泌多巴胺。多巴胺具有一个非常厉害的作用——让全身所有神经都兴奋起来。我们的排便中枢与脊髓相连，多巴胺分泌旺盛的话，自然也会激活排便中枢，结果导致肠道出现剧烈蠕动，因此容易引起腹泻。

再来看女性，女性的多巴胺分泌不如男性那么旺盛，分泌量也没有男性多，但女性会分泌较多的 GABA（γ–氨基丁酸）。最近的研究指出，巧克力中富含 GABA，而且媒体和网络也在大肆宣传这一点，所以我估计很多朋友听说过 GABA。GABA 具有抑制排便中枢的作用，所以它会减缓肠道蠕动，因此女性容易出现便秘的倾向。

近年来的研究结果显示，GABA 是一种使人放松的物质，因此 GABA 备受关注。GABA 可以帮助副交感神经处于优势地位，但是，从它对排便中枢的作用来看，它对排便又是不利的。

我们人类的神经是一套复杂、精密而且微妙的系统，非常微小的环境变化或条件变化，就可能产生完全相反的作用。

保持肠道环境健康
和肠道菌群平衡
有多种简单轻松的方法，帮
你激活停滞的肠道蠕动！

肠 活

5

促进肠道蠕动，激活有益菌！"肠道活力保健操"和"肠道清洁汤"

生 活

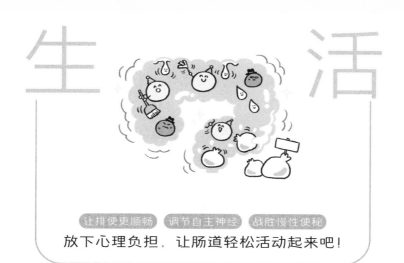

让排便更顺畅 　调节自主神经 　战胜慢性便秘

放下心理负担，让肠道轻松活动起来吧！

激活停滞的肠道蠕动！简单易行但效果绝佳的肠道活力保健操

在这一章中，我将为大家介绍保持肠道良好环境和肠道菌群平衡的各种方法。

首先，我推荐大家通过运动来促进肠道蠕动。先让肠道充满活力，再多摄入富含可溶性膳食纤维的食物。这个先后顺序很重要。肠道恢复活力后，有益菌自然会增加，然后再给它们投放"饲料"——可溶性膳食纤维，它们才能更高效、更大量地制造短链脂肪酸。如此一来，肠道就进入了一种良性循环的状态。

平时不喜欢运动的朋友也不用担心，我教您的都是非常

肠道活力保健操一览表

☑	想随时随地激发肠道活力	→	按压"便秘点"	P179
☑	通过运动激活肠道	→	扭转的姿势	P180
☑	早晨让肠道更通畅	→	俯卧与暖腰按摩	P184
☑	如何让出现便秘征兆的肠道恢复正常	→	画圈按摩	P187
☑	让排便更顺畅	→	提臀训练	P190
☑	调节自主神经	→	按压合谷穴与神门穴	P193
☑	战胜慢性便秘	→	薄荷油热敷法	P196

简单易行的小运动，没有劈叉、下腰那种高难度动作。轻松的运动也会让您的心情得到放松，仅此一点就已经能对自主神经产生积极作用。所以，请放下心理负担，和我一起轻松地活动起来吧！

学会扭转身体，
睡觉时也能让肠道动起来

对肠道蠕动较弱的朋友来说，我们不妨给肠道施加适度的物理刺激，比如左右扭转身体。

在我们的日常生活中，不会常扭转、屈伸躯干部分，所以，没有运动习惯的朋友，身体侧面、背部中间的肌肉容易出现僵硬、缺乏力量的情况。接下来我就为大家介绍活动这部分肌肉，促进血液循环，进而刺激腹部的一些锻炼方法。

第一个方法，按压"便秘点"。我们的后腰上，有两个被称为"便秘点"的穴位，按压这两个穴位可以刺激肠道。这个方法很简单，站着也可以做，所以自己随时随地都可以按"便秘点"。长期承受便秘折磨的朋友，不妨试试这个方法。

　　第二个方法借用了瑜伽中一些扭转身体的姿势，采取坐姿，将一只脚放在另一条腿的外侧，这个动作对腰腹部的扭转程度是比较大的。

按压"便秘点"

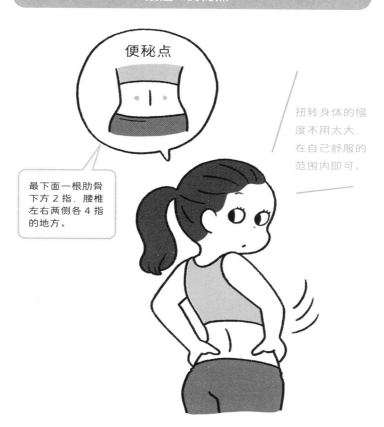

便秘点

扭转身体的幅
度不用太大，
在自己舒服的
范围内即可。

最下面一根肋骨
下方 2 指，腰椎
左右两侧各 4 指
的地方。

双手叉腰，用大拇指按压"便秘点"，同时上身向左右
分别扭转 3~5 次。

扭转的姿势

1 双腿并拢、前伸，坐在地板或床上。

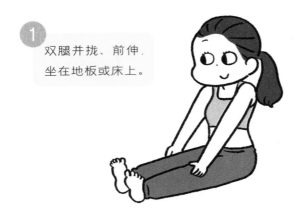

2 左膝弯曲，将左脚放在右腿外侧。

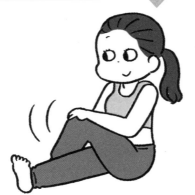

注意，
左右臀部都
不要抬起来。

3

保持这个姿势，用右手抱住左膝，上身向左侧扭转。左手撑在后方的地板上。

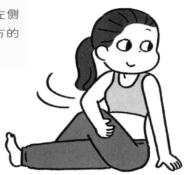

4

将左膝抱向胸口，同时缓慢呼吸 3~5 次，然后让上身慢慢回正。换另外一只脚，用同样的方法向相反方向扭转。初次练习，左右扭转各一次即可，熟练之后可以适当增加次数。

注意不要弓背。

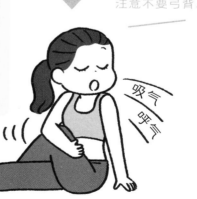

吸气
呼气

效果已经得到实践验证！
仅仅是躺着也能让肠道蠕动起来

　　我希望这个练习成为您每天早晨的一个习惯。早晨醒来之后，先别急着起床，在被窝里趴一会儿，双手放在腰部按摩几下。肯定有人不会相信："就这么简单？能有效果吗？"但就是这样简单的动作，却包含了两个对促进肠道蠕动有益的方法。有研究结果表明，俯卧和腰部保暖，对于促进肠道蠕动是有效的。

　　人在俯卧的时候，肠道受到的压迫大于平时，暂时会让肠道蠕动受到抑制。但另一方面，肠道受到的压力能够刺激副交感神经。所以，俯卧一段时间之后再起床，肠道受到的压力一解除，蠕动就会活跃起来，从而起到促进排便的作用。

另外，温暖腰部也可以激活副交感神经，让肠道处于放松状态，进而促进肠道蠕动。

俯卧与暖腰按摩

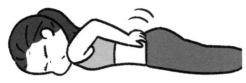

用适当的力道按摩腰部，
使腰部温暖。

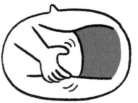

还可以用手抓按
侧腹部的肉。

早晨醒来，先在床上趴一会儿，保持 10 分钟左右即可。同时用双手在腰背部按摩 20～30 次。做这个动作时，如果双臂累了就停下来休息一会儿，然后继续。还可以用双手抓按侧腹部的肉，重复多次。

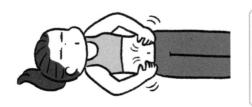

担心自己趴着会睡着的朋友，可以用手机设置一个 10 分钟后的闹钟，到时把自己叫醒就行了。

趴 10 分钟后，改成仰卧，在腹部做画圈按摩（见第 187 页），效果更佳！

施加物理压力，
促进肠道蠕动

长期受便秘困扰的朋友，可能对腹部画圈按摩都不陌生，这样的按摩手法可以促进大肠蠕动，对促进排便有一定的帮助。现在，我要教您 3 个要领，让画圈按摩变得更加有效。

第一个要领，不要站着做画圈按摩。采取仰卧姿势，膝盖微屈，或者坐在有靠背的椅子上做画圈按摩最合适。因为这样的姿势让腹部不用承受多余的力量，处于一个非常柔软的状态，这时施加适度的压力进行按摩，效果更好。

第二个要领，在做画圈按摩的时候，要注意手掌走过的路径上的一些可以促进大肠蠕动的穴位。做完画圈按摩之后，还可以再一次按压这些穴位。

　　第三个要领，最好在空腹的时候做画圈按摩。因为大肠蠕动要在空腹时才能发生，所以饭前做按摩最好。

画圈按摩

以肚脐为圆心，从肚脐下方开始，用手指在肚脐周围画一个圆圈进行按摩。按摩的时候，双手手指并拢，对腹部施加适度的压力。按压的时候让腹部凹下去1~2厘米最合适。按摩10圈就可以了。画圈按摩结束之后，再在每个穴位上分别按压3秒。

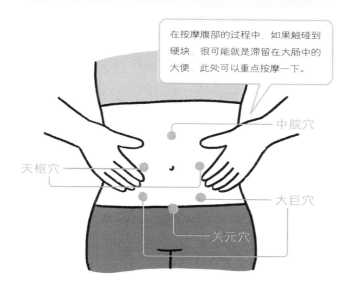

在按摩腹部的过程中，如果触碰到硬块，很可能就是滞留在大肠中的大便，此处可以重点按摩一下。

中脘穴

天枢穴

大巨穴

关元穴

着重按压的穴位

天枢穴	肚脐横向3指处（左右）。
大巨穴	天枢下方3指处（左右）。
关元穴	肚脐下方4指处。
中脘穴	胸口窝与肚脐连线的中点处。

锻炼骨盆肌肉，
让排便变顺畅

要想排便顺畅，我们必须锻炼相关的肌肉力量，这也是激活肠道的重要环节之一。

骨盆底肌肉群，顾名思义，是支撑骨盆底部的一系列肌肉，包括盆底肌、大腿内侧的收肌、腹部的腹横肌、臀部的臀大肌和臀中肌等。这些肌肉如果不够紧致、力量不足的话，即使我们感觉到便意，也没法顺畅将大便排出来。另外，骨盆底肌肉群中还包括控制肛门缩放的肛门括约肌，这部分肌肉的作用也非常重要。

下一页图中的提臀训练，可以一次性锻炼到全部骨盆底肌肉群。我觉得，即使是做仰卧起坐有困难的朋友，做这个提臀训练应该也是没问题的，因为这个训练难度不大。

尤其是容易便秘、大便很硬的朋友，以及上了年纪感觉肌肉力量衰弱的朋友，特别推荐采用这种锻炼方法。

提臀训练

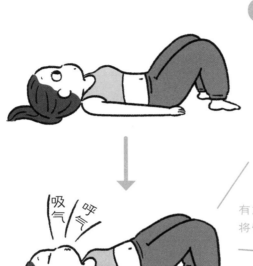

1

仰卧，双腿并拢，双膝弯曲。双臂自然伸展，手心朝下。

吸气 呼气

有意识地收缩腹肌，将臀部向上抬起。

2

保持仰卧的姿势，深呼吸，同时将臀部向上抬起。注意，在提臀的过程中，不要让两个膝盖分离，双腿保持并拢。尽量将臀部抬到最高处，最终目标是让上半身和大腿呈一条直线（刚开始练习也许做不到，不要着急，循序渐进，防止受伤）。将臀部抬到最高处后保持住，呼吸3~5次，然后慢慢地将臀部落回地面。重复提臀5次。一开始也许做不到5次，做到力竭即可。

想起来就可以做的
自主神经点穴按摩

　　直接作用于肠道的穴位当然有助于肠道蠕动，但可以使
人放松的穴位，同样对肠道有帮助。人放松下来，副交感神
经就会占据优势地位，从而促进肠道蠕动。

　　下面为您介绍的两个可以使人放松的穴位，这两个穴位
的位置很方便按摩，按摩方法也很简单。所以，当您感到紧
张、不安的时候，可以通过按摩这两个穴位来放松自己。当
然，其他任何时候想按都可以按。

　　第一个穴位叫合谷穴，除了有助于稳定情绪，还能缓解
肩颈僵硬、头痛、胃肠不适等多个部位的症状。

第二个穴位叫神门穴，是一个稳定情绪非常有效的穴位。当您感到不安、精神紧张或心跳加速的时候，按一按神门穴，可以起到立竿见影的效果。

　　按摩上述穴位的同时，再有意识地做深呼吸，对调整自主神经具有双倍效果。

按压合谷穴

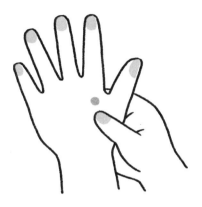

合谷穴在手背大拇指根部与食指根部的中间。用力按压能感到钝痛。按摩合谷穴的时候，每次3～4秒，用适当的力度进行按压即可。

按压神门穴

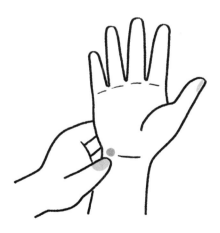

神门穴在手腕处靠小拇指的一侧，骨头和韧带之间有一个小凹陷的地方。很多人的神门穴在手腕的褶皱纹上。每次按压3～4秒，可以将手指立起来用力按压，也可以用钢笔尾端等坚硬物体进行按压。

无论如何都排不出大便的时候，教您医院也在用的特效护理法

如果您用尽各种办法依然无法顺利排便的时候，可以尝试薄荷油热敷法。

实际上，医院在为患者治疗肠胃不适的时候，也会用到薄荷油热敷法。方法很简单，将薄荷油滴到热水中，再将毛巾浸湿，放在腹部热敷。

患者的消化器官在进行手术之后，身体比较虚弱，肠道蠕动要想恢复到正常水平，需要休养较长时间。这种情况下，薄荷油热敷法是很好的术后恢复理疗法。术后虚弱的患者进行薄荷油热敷法后，很快就能产生食欲，具有促进肠道蠕动

的功效。

薄荷那清爽的香气，有助于调整自主神经的平衡，而且薄荷能让人感觉到凉爽（实际并没有让身体降温）。综合来讲，薄荷对刺激肠道蠕动很有帮助。

薄荷油热敷法

1 先向脸盆中加入热水，再滴入两三滴薄荷精油，搅匀。

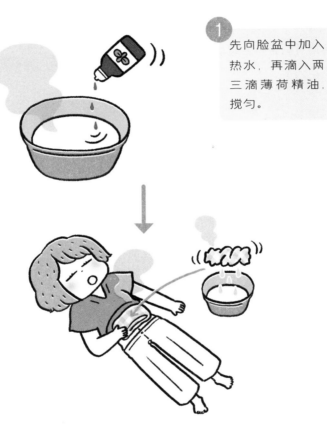

2 将毛巾浸入热水中，捞出拧干，在腹部热敷10分钟左右。注意，一定要用热水热敷，不能用冷水，否则可能起到反作用。

美味又健肠！能增加有益菌，并促进肠道蠕动的食材

前面我们通过锻炼和按摩等方法从物理角度促进了肠道蠕动，接下来我们要想办法让肠道内的有益菌增殖了。肠道有益菌制造的短链脂肪酸具有以下作用：

· 打造不易发胖的体质，预防疾病；

· 提高人体免疫力；

· 促进"幸福激素"血清素的分泌，促进预防肥胖的 GLP-1 的分泌。

要想充分发挥出短链脂肪酸的威力，饮食还是非常重要的。如果肠道有益菌的数量多于有害菌，让有益菌占据主导地位，就能制造出更多的短链脂肪酸。这样一来，身体能够自动促进肠道蠕动，使人不易发胖，不容易过敏，还能提高免疫力，预防各种疾病。

要想在短时间内一下子改变肠道菌群的比例，是非常困难的。根据医学家各种各样的实验，以及我在临床中见过的各种消化器官手术后患者的胃肠情况，我认为用1～2个月的时间来逐步改善肠道菌群比例是完全可以实现的。

正如前面讲过的，我们的大便中含有大量的肠道细菌尸体和一部分活着的肠道细菌，也就是说，肠道细菌每天都在更新。正因如此，我们每天选择什么样的食物，将决定肠道菌群中到底是有益菌占优势，还是有害菌占优势。换句话说，饮食可以改变肠道菌群的比例。

肠道有益菌喜欢的食物是膳食纤维，特别是可溶性膳食纤维更好。所以我们每天有意识地多摄入一些可溶性膳食纤维，对改善肠道菌群比例，具有重要意义。

当然，饮食不能偏颇，健康饮食的大前提是营养均衡，所有营养素都应该均衡摄入。但是，如果不加注意的话，常会出现可溶性膳食纤维摄入不足的情况。在接下来的部分，我将为您介绍利于肠道有益菌增殖的各种食材，以及可以清理肠道的肠道清洁汤。

给日常饮食
加一道肠道清洁汤

　　首先为您介绍肠道清洁汤，喝上一碗，就能摄入丰富的营养素。这道汤配料多样，尤其是蔬菜，能够确保您每天的蔬菜摄入量。

　　要想每天给自己加一道营养配菜的话，我首推这道肠道清洁汤。喝了这道汤，可以温暖肠胃、助力消化，咀嚼汤中的食材，刺激饱中枢，让人产生饱腹感，防止饮食过度。

　　这道汤所用的食材，每一种都富含可溶性膳食纤维，特别是其中的秋葵，它口感黏糊糊的，具有软化大便的神奇功效。另外，香菇含有丰富的泛酸（促进肠道蠕动）和维生素

. D（对肠黏膜细胞有益）。

　　大家还可以根据自己的口味，酌情添加调味料，比如今天吃酱油口味，明天加醋……多多尝试，找到自己最喜欢的口味。

\ 食材多、口感佳 /

肠道清洁汤

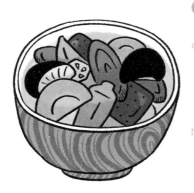

材料（2 人份）

a ⎰ 香油（芝麻油）：1 小勺
  ⎱ 牛蒡：1/3 根（50 克）
    * 用刀背刮皮

香菇：2 个
* 只取伞盖部分

魔芋：50 克

b ⎰ 秋葵：4 根
    * 去掉花萼

高汤：300 毫升
（300 毫升水＋汤料包 1/4 包）

酱油：2 小勺

食盐：少许 *

*"酱油：2 小勺"和"食盐：少许"可以换成"味噌（豆酱）：2 大勺"或"盐麴（用盐、曲子、水按比例混合，发酵而成的日本传统调味料）：大勺 2 勺半"

制作方法

1. 将食材切成小块，根菜类因为不容易煮熟，所以建议切成薄片。如果您不喜欢魔芋的气味，切好后可以先焯一遍水。

2. 锅中倒入香油，烧热，加入 a 组食材，小火翻炒 5 分钟，注意不要炒焦。随后加入 b 组食材，小火煮 3 分钟。

3. 根据个人的口味，适量添加食盐等调味料。

尝试不同风味　可以尝试添加不同的调味料，以改变口味。比如生姜末、梅干、胡椒粉、醋等。

口感黏糊糊的食材，
富含可溶性膳食纤维

　　如果大家能具体记住每种富含可溶性膳食纤维的食材当然最好，但食材那么多，全记住还挺不容易的。但有一个特征大家可以熟记，那就是但凡口感黏糊糊的食材，就含有丰富的可溶性膳食纤维。比如大和长芋山药（日本引进品种）、普通山药、秋葵、海带等，平时可以多吃这类食材。

　　这些食材黏糊糊的口感大多来自它们的黏液，这种黏液的成分统称为黏蛋白，是由糖蛋白构成的黏液状物质。黏蛋白具有较强的保水能力，它们吸附了很多水分进入大肠中，可以使大便变软。

　　另外，科学家通过实验证明，黏蛋白也是肠道有益菌喜欢的食物，有助于肠道菌增殖。还有研究结果表明，黏蛋白不但能够提高人体免疫力，还具有预防癌症的功效。

　　由此可见，黏蛋白不仅对肠道有益，对人的整体健康都大有裨益。所以，平时我们要多吃含黏蛋白的食物。

可以让大便变软

黏糊糊的食材

蔬菜

各种山药、

秋葵、光帽鳞伞、

长蒴黄麻、落葵

海藻

海带、裙带菜、

裙带菜根、海蕴

纳豆

纳豆是对肠道健康非常好的发酵食品!

纳豆的**黏液**,

简直是个宝!

每餐加一款，健肠必备食材
——可溶性膳食纤维

　　除了带有黏蛋白的食材富含可溶性膳食纤维，其他还有不少食材也含有可溶性膳食纤维。再次强调一遍，可溶性膳食纤维之所以重要，就是因为它是肠道有益菌喜欢的食物，有助于肠道有益菌增殖，从而制造出更多的短链脂肪酸。

　　在肠道有益菌中，特别要提一句的是丁酸梭菌。因为丁酸梭菌制造的丁酸可以修复肠道内壁黏膜的细胞，还能清除可能引发炎症的物质。还有一种说法认为，丁酸可以作用于肠嗜铬细胞，刺激它们分泌血清素。

　　那么，如果哪种食物中含有大量的丁酸梭菌就好了，但非常遗憾的是，没有这样的食物。不过，食物中的膳食纤维，特别是可溶性膳食纤维是丁酸梭菌爱吃的食物。只要多吃含有可溶性膳食纤维的食物，就可以"喂养"出很多丁酸梭菌。

肠道有益菌喜欢吃的食物

富含可溶性膳食纤维的食物

—— 谷物 ——

大麦、燕麦、黑麦、

荞麦、豆类（大豆、黄豆）

—— 蔬菜 ——

牛蒡、胡萝卜、

卷心菜、芹菜、薤头、

葱、萝卜干、木耳

—— 水果 ——

苹果、西梅、

无花果、草莓、鳄梨

助力肠道蠕动的英雄
——泛酸

除了前面讲过的可溶性膳食纤维，这里还要介绍一种对肠道有益的成分。

它就是 B 族维生素中的一员——泛酸。泛酸是肠道细菌能够制造的维生素之一，它具有促进肠道蠕动、帮助消化、助力排便的功效。有便秘倾向的朋友，肠道蠕动应该是比较弱的，所以泛酸绝对是这些朋友的好帮手。

回顾一下前面讲过的知识，肠道蠕动比较活跃的话，肠壁就会分泌黏蛋白，黏蛋白作为食物可以滋养大量的有益菌。

另外，泛酸还有一个讨人喜欢的作用——帮助代谢糖和脂肪。

当您感觉自己肠胃状态不太好的时候，就应该有意识地多摄取含有可溶性膳食纤维和泛酸的食物。

促进肠道蠕动！

富含泛酸的食材

—— 肉、鱼、蛋 ——

肝脏（鸡、猪、牛）、

鸡胸肉、鸡蛋（蛋黄）、

鳕鱼子、鱼的所有部位

—— 蔬菜 ——

花椰菜、西蓝花、

甘薯、山药、干香菇

—— 其他 ——

纳豆、年糕、

牛奶、辣椒

常喝咖啡和饮酒的朋友，体内泛酸消耗量比较大，
更应该有意识地补充泛酸！

发酵食品可以增加肠道内的乳酸菌、丁酸梭菌，特别推荐传统发酵食品

如今，一提到激活肠道，大家最先想到的可能就是发酵食品，可见，发酵食品对胃肠的好处大家都已经耳熟能详了。从来源上说，发酵食品大体可分为两大类。一类是日本传统发酵食品，如泡菜、味噌、纳豆、米酒、腌咸鱼、酱油、醋等；另一类是国外比较流行的发酵食品，如酸奶、奶酪、椰果、丹贝（印尼的大豆发酵食品）、葡萄酒等。

发酵食品是利用乳酸菌、丁酸梭菌、酵母、曲霉等的发酵作用，对食材的口味和营养价值进行改造得到的食品。在

发酵的化学反应过程中，乳酸菌、丁酸梭菌等大量增殖，因此发酵食品对我们的肠胃有益。

但是，发酵食品中富含的有益菌，在烹调加热的过程中就死了很多，被我们吃下去后，又在胃里被胃酸杀死很多，最后能活着抵达大肠的有益菌其实非常少。不过，它们的尸体也会成为肠道有益菌的食物，因此也具有改善肠道环境的作用。值得一提的是，发酵食品中的曲霉可以活着抵达肠道，对于增加肠道有益菌的数量、种类有一定的帮助。

能够增加肠道丁酸梭菌的食物不多，发酵食品中有一些。传统泡菜、纳豆中就含有丰富的丁酸梭菌。

在东亚地区，自古就有种类丰富的发酵食品。东亚人肠道菌群的比例和西方人有较大的差异，其中的重要原因就是饮食习惯的差异。

日本是世界著名的长寿之国，所以日本人的肠道菌群构成成为全世界研究的对象。我们认为，日本传统的发酵食品中，可能存在解开这个谜题的钥匙。而东亚人的饮食结构相似，肠道菌群也差不多。所以，现在的东亚人想要激发肠道活力，一定要把传统发酵食品利用起来。可以说，传统食物更适合我们的肠道菌群。

当然，我并不是说就不能吃外国的发酵食品，比如酸奶、奶酪等，它们也都是营养丰富的好东西。不过，要吃的话，最好选择胃酸分泌少的空腹时、饭后 2 小时，或者睡前的时间段，这样才能把其中所含乳酸菌的效果发挥到最大。

以薄荷为首的香草类蔬菜，
对慢性便秘患者非常友好

为了肠道健康，尤其是饱受便秘困扰的朋友，我特别推荐一种香草——薄荷。

前面介绍了薄荷油热敷法（见第 196 页）来温暖肠胃、缓解便秘，其实，吃薄荷对肠胃也大有好处。

至于薄荷为什么对消化系统有益，科学界目前还没有完全查明其中的原理，但已经了解的是薄荷可以促进胆汁分泌，从而有助于消化。

我身边就有一个鲜活的例子。一个朋友长期受到慢性便秘的困扰，有一天他告诉我："前段时间我去东南亚旅行，那里的餐厅里有很多使用薄荷等香草的菜，我吃了之后便秘居然消除了。我感觉自己的肠胃状态特别好。"

东南亚人的食谱中有很多香草类蔬菜，薄荷就是其中之一。其他还有香菜、香茅、莳萝、圣罗勒、甜罗勒、香露兜等。

所以，有便秘问题的朋友，外出吃饭的时候，可以多吃东南亚风味的餐厅。最近，有些超市的蔬菜区也卖香草，大家可以买回来自己烹调。生薄荷叶可以拌沙拉，也可以泡薄荷茶。

维生素 A、维生素 D 让肠道黏膜恢复元气，醋可以帮助有益菌营造良好的肠道环境

除了前面那些成分，平时还要注意补充的成分有以下这些：

● 维生素 A

脂溶性维生素。维生素 A 的构成成分之一——视黄酸，可以促进免疫细胞生产 IgA。

富含维生素 A 的食物有菠菜、长蒴黄麻、胡萝卜、南瓜、动物肝脏、蛋黄、鳗鱼、黄油等。

● 维生素 D

脂溶性维生素。晒日光浴时，人体内可以合成维生素 D。它可以加强肠黏膜细胞之间的结合强度，防止花粉等过敏物质和细菌、病毒等病原体侵入肠黏膜，对人体免疫系统起到支持作用，还能促进肠道对钙、磷等矿物质的吸收。

富含维生素 D 的食物有食用真菌（蘑菇）类、鲑鱼、沙丁鱼、秋刀鱼、鳗鱼、鲑鱼子、沙丁鱼干、鹌鹑蛋、鸡蛋、猪肝、猪蹄等。

● 醋

醋的主要成分乙酸，可以使肠道环境保持酸性。另外，乙酸本身具有抗菌作用，可以抑制肠道有害菌的增殖，促进有益菌的增殖。醋中的另一种成分葡糖酸，还是肠道有益菌喜欢吃的食物。醋属于发酵食品，可以说它是一种对肠道非常有益的调味料。

市面上销售的醋种类繁多，比如米醋、苹果醋、黑醋、白醋等，但各种醋对肠道的有益作用基本上都是一样的。建议大家尽量选购不含食品添加剂的有机醋。

直接喝醋的话，因为醋的酸性比较强，会给我们的牙齿带来一定的伤害，胃不好的人还可能引发胃部不适。所以，要喝的话最好兑水，降低醋的浓度。推荐和其他食材一起食用。

　　要想每天都把前面介绍的食材吃个遍，恐怕不现实。但至少应该有意识地每天吃一次蘑菇，冰箱里常备小沙丁鱼干，做菜时适量加醋调味……总之，大家多多尝试，最后找到适合自己的健康饮食方法。

后记

朋友们，怎么样？读到这里，相信您已经理解了肠道对人身心健康的重要性，和肠道蠕动的重要性，也弄明白了肠道细菌是怎么回事。

我最初对肠道细菌感兴趣，还是我在大学医院工作的时候。

那时我作为消化外科医生，开始对术后患者的恢复以及细菌感染带来的影响进行调查研究。这便是我接触肠道细菌的开端。

特别是癌症患者，他们的免疫力比常人要低，肠道内的有害菌和真菌（霉菌的一种）往往也多于常人。手术后，癌症患者的免疫力会进一步降低，他们肠道内的那些有害菌常会扩散到全身各处去。

因此，为了降低患者发生术后感染的概率，我会在手术前对患者的肠道细菌进行检查分析，以便确定在手术前、手术中、手术后给患者使用什么样的抗菌药，才能最大限度减少患者的术后感染，以保证他们更加顺利地康复。

记得当时，对患者常用的抗菌治疗主要针对的是拟杆菌属的细菌。后来我读到一篇论文，其中一个论点是脆弱拟杆菌是导致大肠癌的凶手之一。这个论点让我吃惊不已。

如今，医学界对于细菌的研究比那时进步很多，已经证明肠道细菌不仅仅和癌症有关，和身体的多种疾病都存在因果关系。

当下，在保健和美容领域，非常重视激活肠道的效果。其实所谓激活肠道，非常重要的一环就是想方设法调整肠道菌群的平衡。

为了控制肠道细菌，现在已经开发出专门的抗菌剂治疗和粪便移植疗法，但实际临床效果并不总能令人满意。

在这样的现状下，本书在以往控制肠道细菌方法的基础上，把焦点汇聚在刺激肠道蠕动上，提出了全新的激发肠道活力方案。

读到这里的朋友，可能会感觉"激发肠道活力还真没那么简单呢"。确实，因为激发肠道活力绝非喝几瓶酸奶就可以做到的。

您应该已经发现了，肠道菌群比例失衡、肠道蠕动变弱，原因都来自平时不健康的生活习惯。

所以，改善肠道环境的难度，和改变生活习惯的难度是一致的。尤其是改变饮食习惯，需要下相当大的决心，付出相当艰巨的努力，其难度是可想而知的。

虽然改变不良生活习惯异常艰难，但如果就此放弃的话，那么未来等待我们的将是所谓的生活习惯病（高血压、糖尿病、脂代谢异常等），再进一步发展的话，就可能造成因动脉硬化引起的缺血性心脏病、中风等严重疾病。

除了成年人的生活习惯病，近年来，儿童的过敏症也呈现出显著的增长趋势。在医生看来，其中的原因之一，就是孩子小时候家长给他们吃了太多的垃圾食品。

人体的肠道菌群基本在少儿时期就会定型，所以在这个关键时期，家长一定不要给孩子吃垃圾食品，以便造成肠道有害菌的大量增殖。

当孩子出现过敏症之后，再给他们吃有机食品、无添加食品，也很难使肠道环境得到改善。所以，趁孩子还小，正处在肠道环境培养期，建议家长不要嫌麻烦，尽量选择安全的食材，亲手给孩子制作健康的食物，少让孩子接触快餐、零食等垃圾食品。

如果在成年之前经常吃垃圾食品，那么成年之后就可能暴露出各种消化器官的问题。由此也可以看出从小建立健康饮食习惯的重要性。

但是，作为成年人，如果您已经出现了肠胃的问题，不用担心，实践本书介绍的方法，也可以一定程度上改善肠道环境，实现健康、延寿的效果。

正确地激发肠道活力，不仅可以延长寿命，还能预防癌症、抑郁症、痴呆等各种身心疾病，让我们活得更健康。所以说，激发肠道活力真的具有一石二鸟的效果。

我希望读者朋友们能把这本书中的方法付诸实践，也衷心祝愿大家都能改善自己的肠道环境，保持肠道菌群平衡，从而活得健康、长寿，拥有幸福的人生！

肠道有活力，
才能一直健康一直瘦！